John McKenna

Natürliche Alternativen zu Antibiotika

Gesundheitsratgeber im Oesch Verlag
Eine Auswahl

Marie Borrel/Ronald Mary: **Der Arzt in unserem Inneren**
Wie man die eigene Heilkraft weckt und nutzt
ISBN 3-85833-559-2

Regi Brugger: **Fastenwandern**
Zu Fuß zu mehr Lebensfreude
Praktischer, philosophischer und medizinischer Rat
ISBN 3-85833-567-3

William Collinge: **Das chronische Müdigkeitssyndrom (CMS)**
Erkennen – lindern – überwindern
ISBN 3-85833-471-5

Emile Coué: **Autosuggestion**
Wie man die Herrschaft über sich selbst gewinnt
Die Kraft der Selbstbeeinflussung durch positives Denken
ISBN 3-85833-553-3

Emile Coué: **Mentaltraining und Autosuggestion**
Das Unbewußte in uns selbst und wie wir lernen,
es sinnvoll zu nutzen
ISBN 3-85833-533-9

Wayne Kritsberg: **Die unsichtbare Wunde**
Sexueller Mißbrauch in der Kindheit:
Das Trauma erkennen und überwinden
ISBN 3-85833-542-9

Shirley Trickett:
Angstzustände und Panikattacken erfolgreich meistern
ISBN 3-85833-482-0

In Ihrer Buchhandlung
Verlangen Sie das Gesamtverzeichnis direkt beim

Oesch Verlag, Jungholzstraße 28, CH-8050 Zürich

John McKenna

Natürliche Alternativen zu Antibiotika

Ein Gesundheits-Ratgeber

Aus dem Englischen von
Karin Hirschmann

Oesch Verlag

Die Originalausgabe erschien 1996 unter dem Titel
Alternatives to Antibiotics
bei Gill & Macmillan Ltd, Dublin

Die Deutsche Bibliothek – CIP-Einheitsaufnahme

MacKenna, John:

Natürliche Alternativen zu Antibiotika : ein Gesundheits-Ratgeber / John McKenna. Aus dem Engl. von Karin Hirschmann. – Zürich : Oesch, 1998

Einheitssacht.: Alternatives to antibiotics <dt.>
ISBN 3-85833-462-6

Schutzumschlag: Heinz von Arx, Zürich
Satz: Rio Verlag, Zürich
Druck und Bindung: Wiener Verlag, Himberg bei Wien

ISBN 3-85833-462-6

6 5 4 3 2 1

Wichtiger Hinweis für die Leserinnen und Leser

Bitte beachten Sie, daß dieses Buch kein Ersatz für ein Gespräch mit einem Arzt, Naturmediziner oder Homöopathen ist. Die Hinweise auf Präparate sollen Alternativen zu Antibiotika zeigen, sie sind nicht als Anleitung zur Selbstmedikation gedacht. Der Autor hat mit den hier vorgestellten Präparaten gute Erfahrungen gemacht, andere Ärztinnen und Ärzte mögen mit anderen Präparaten ebenso gute Erfahrungen gemacht haben.

Dieses Buch ist meinen Kindern Charity, Jackie, Marianne und David gewidmet – Menschen, die mir sehr am Herzen liegen.

Inhalt

Geleitwort

Ich lernte Dr. John McKenna im Anschluß an einen Vortrag in Dublin kennen. Während unserer Unterhaltung erwähnte er, daß er gerade an diesem Buch schrieb. Der Zeitpunkt seines Erscheinens hätte nicht besser gewählt werden können, denn es ist ein überaus wichtiges Buch, auf das wir lange warten mußten. Es werden darin viele Probleme angesprochen und Antworten auf viele Fragen gegeben.

Die Öffentlichkeit weiß heute besser Bescheid über die Nebenwirkungen einer Langzeitbehandlung mit Antibiotika. Das war 1958 bei Abschluß meines Pharmaziestudiums noch anders, wenngleich ich mir schon damals viele Gedanken zu diesem Problem machte. Der Verbrauch von Antibiotika, Tranquilizern und Schlaftabletten stieg zu jener Zeit rapide an. Seitdem hält die Entwicklung dieser Arzneimittel unvermindert an, und wenn ich mir heute die vielen Patienten in meinen sieben Kliniken in Großbritannien ansehe, dann wird mir vieles klarer, was sich bereits in den späten fünfziger Jahren abzeichnete.

Im vorliegenden Buch werden die zahlreichen Alternativen zu Antibiotika beschrieben. Bei einer kürzlich durchgeführten Studie an der Ludwig-Maximilians-Universität in München erwies sich zum Beispiel die Echinacea-Pflanze (Sonnenhut) als eines der besten natürlichen Antibiotika. Mein Kollege Dr. Alfred Vogel, mittlerweile 95jährig und immer noch begeisterter Skifahrer, propagiert Echinacea seit mehr als vierzig Jahren, und es freut mich für ihn, daß die besonderen Vorzüge dieser Arzneidroge nun wissenschaftlich bestätigt worden sind. Die Studie belegt, daß durchaus natürliche Methoden existieren, um das körpereigene Abwehrsystem zu stimulieren und zu stärken.

Vor einiger Zeit wurde ich gebeten, in Deutschland vor einer Gruppe von Ärzten und Medizinstudenten zu sprechen. Während meines Vortrags über das Immunsystem erwähnte ich unter anderem auch Echinaforce Preßsaft, einen Frischpflanzenpreßsaft aus *Echinacea purpurea*. Die anwesenden Ärzte zeigten großes Interesse an den von mir seit 35 Jahren angewandten Methoden zur Linderung menschlichen Leids. Es freute mich ganz besonders, als nach meinem Vortrag eine Ärztin aufstand und meine Ausführungen über die Echinacea-Pflanze bestätigte. Sie berichtete, daß sie sich während einer Brasilienreise eine schlimme Halsentzündung zugezogen hatte. Da keine Apotheke in der Nähe war, konnte sie auch keine Antibiotika besorgen. Statt dessen kaufte sie in einem kleinen Gesundheitsladen (Reformhaus) eine Flasche Echinaforce. Sie nahm das Doppelte der empfohlenen Dosis, weil sie dachte, die einfache Menge würde nicht helfen, und stellte mit Erstaunen fest, daß die Halsschmerzen abends bereits erheblich nachgelassen hatten. Seit dieser Zeit verschreibt sie einem Großteil ihrer Patienten Echinacea, und das mit großem Erfolg.

In seiner klaren und präzisen Form erinnert dieses Buch zur rechten Zeit an die großartigen therapeutischen Möglichkeiten, die die Natur zu bieten hat. Die Natur ist im Gleichgewicht und wird immer die Kraft haben zu heilen. Die vielfältigen Themen, die Dr. John McKenna in diesem

Buch anspricht, lassen den natürlichen Heilmitteln eine größere Wertschätzung und mehr Verständnis zuteil werden. Wir alle sind schließlich aus der Natur hervorgegangen und müssen die Gesetze der Natur befolgen, wenn wir gesund und fit bleiben wollen. Es macht mich glücklich, wenn ich sehe, daß immer mehr Menschen auf der Welt sich den natürlichen Heilmitteln zuwenden und nicht länger synthetische Antibiotika gebrauchen bzw. mißbrauchen.

Angesichts des enormen Wissens und der umfassenden Studienergebnisse, die in dieses Buch eingeflossen sind, werden die Leser ganz sicher beeindruckt sein und viele nützliche Informationen herausziehen können.

Jan de Vries D.Ho.Med.,
D.O.M.R.O., N.D.M.R.N., D.Ac., M.B.Ac.A.

Vorwort

Dies sind die klinischen Unterlagen eines 14jährigen Jungen, der im Januar 1980 geboren wurde. Jedes mit einem Sternchen (*) versehene Datum markiert die Verabreichung eines Antibiotikums.

Datum	*Verschreibung*	*Arzneimittellgruppe*
09/1980*	Keflex	Antibiotikum
01/1981*	Septrin	Antibiotikum
05/1981	Piriton	Antihistaminikum
07/1981*	Pen-V	Antibiotikum
12/1981*	Bactrim	Antibiotikum
01/1982*	Bactrim	Antibiotikum
03/1982*	Keflex	Antibiotikum
05/1982*	Amoxil	Antibiotikum
(In Deutschland ist der Wirkstoff Amoxicillin unter dem Präparatenamen Amoxi oder Amoxillat erhältlich.)		
09/1982*	Penbritin	Antibiotikum
04/1983*	Keflex	Antibiotikum
04/1983*	Amoxil	Antibiotikum
06/1983*	Erythroped	Antibiotikum
08/1983*	Amoxil	Antibiotikum
08/1983	Hydrocortison Creme	Glukokortikoid (Steroid)
09/1983*	Erythroped	Antibiotikum
	Maxolon	Antiemetikum
10/1983*	Keflex	Antibiotikum
11/1983	Hydrocortison Creme	Glukokortikoid (Steroid)
12/1983	Vallergan Sirup	Antihistaminikum
01/1984*	Keflex	Antibiotikum

04/1984*	Keflex	Antibiotikum
06/1984*	Keflex	Antibiotikum
	Alupent	Bronchospasmolytikum
	(zur Weitung der Atemwege bei Asthmatikern)	
07/1984*	Keflex	Antibiotikum
09/1984*	Erythroped	Antibiotikum
10/1984	Diprosone Creme	potentes Glukokortikoid (Steroid)
11/1984	Vallergan	Antihistaminikum
12/1984*	Ceporex	Antibiotikum
	(in Deutschland als Ceporexin im Handel)	
01/1985	Ceporex	Antibiotikum
	Diprosone Creme	potentes Glukokortikoid
02/1985*	Amoxil	Antibiotikum
06/1985*	Amoxil	Antibiotikum
07/1985	Triludan Sirup	Antihistaminikum
09/1985*	Keflex	Antibiotikum
	Ventolin	Bronchospasmolytikum
11/1985*	Amoxil	Antibiotikum
	Ventolin	Bronchospasmolytikum
12/1985*	Amoxil	Antibiotikum
01/1986	Hydrocortison Creme	Glukokortikoid (Steroid)
01/1986*	Fucidine Creme	Antibiotikum
01/1986*	Ceporex	Antibiotikum
02/1986*	Keflex	Antibiotikum
	Ventolin	Bronchospasmolytikum
03/1986	Ventolin	Bronchospasmolytikum
03/1986	Ventolin	Bronchospasmolytikum
04/1986	Ventolin	Bronchospasmolytikum
04/1986*	Erythroped	Antibiotikum

(Anm. d. Übers.: Bei den Antibiotika Keflex [Wirkstoff: Cefalexin], Septrin [Wirkstoff: Co-triomoxazol], Penbritin [Wirkstoff: Ampicillin-Na], Erythroped [Wirkstoff: Erythromycin-ethyl-succinat] und Ceporex [Wirkstoff: Cefalexin] handelt es sich

Die ersten Antibiotika wurden dem Jungen im Alter von neun Monaten verabreicht. Bevor er seinen 7. Geburtstag feierte, hatte er nicht weniger als dreißig Antibiotika-Anwendungen erhalten. Im September 1985 wurde bei ihm Asthma diagnostiziert.

Alle diese Antibiotika wurden gegen Halsentzündungen, Husten und Bronchitis oder aber, wenn das Kind ein Pfeifen auf der Brust hatte, zur »Vorbeugung« verschrieben. Die Steroide wurden gegen allergische Hautausschläge verordnet, die wiederum aller Wahrscheinlichkeit nach durch die Antibiotika ausgelöst worden waren.

Dieser unverantwortliche Einsatz von Antibiotika – eine Anwendung nach der anderen, und das in einem fort – muß aufhören. Man bedenke, es handelte sich hierbei um ein kleines Kind, dem all diese Medikamente verabreicht wurden. Es könnte genausogut das *eigene* Kind sein, und wie dieses Buch aufzeigen wird, sind diese Arzneimittel alles andere als harmlos.

Die Geschichte dieses Jungen ist aber längst nicht der schlimmste Fall, den ich erlebt habe. Und das hat mich sehr beunruhigt. Als Patient, Elternteil oder interessierter Leser sind Sie vermutlich genauso alarmiert. Sie alle haben mich auf das Problem erst aufmerksam gemacht und mich nach einer besseren Behandlungsmethode gefragt.

Anfang 1994 hielt ich eine Vortragsreihe unter dem Titel »Wie behandle ich Infektionen ohne den Einsatz von Antibiotika«. Das öffentliche Interesse an diesen Vorträgen war

um ausländische Präparate, ebenso bei dem Antiemetikum Maxolon [Wirkstoff: Metoclopramid], bei dem Antihistaminikum Piriton [Wirkstoff Chlorphenamin] und bei dem Bronchospasmolytikum Ventolin [Wirkstoff Salbutamolsulfat].)

beachtlich und zeigte mir, daß die Leute mehr zu diesem Thema wissen wollten. So kam ich letztendlich durch meine Vorträge auf die Idee, meinen Therapieansatz zu Papier zu bringen, und das Ergebnis ist das vorliegende Buch.

Ich habe das obengenannte Fallbeispiel nicht angeführt, um den Ärztestand, den Kinderarzt oder die Eltern des Kindes zu kritisieren. Es liegt mir auch fern, Schuldzuweisungen zu machen oder Ihnen Angst einzujagen. Ich möchte vielmehr damit zum Ausdruck bringen, wie schwierig der Versuch ist, Infektionen allein mit Antibiotika zu behandeln. Glauben Sie mir, es gibt sichere und wirkungsvolle Alternativen. Seien Sie offen dafür, und informieren Sie sich über die Forschungsarbeiten. Und testen Sie vor allen Dingen diese Alternativen. Nur durch Ausprobieren kann man etwas lernen, das kann ich aus eigener Erfahrung bestätigen. Ich bin insofern privilegiert, als ich wunderbare Patienten habe, die mich durch ihr Verständnis, ihre Zuversicht und ihre Geduld ständig in meiner Arbeit unterstützt haben. Sie haben mich vieles gelehrt, vor allem über mich selbst, und dafür danke ich ihnen sehr.

Das Fallbeispiel des kleinen Jungen macht deutlich, daß verstärkt nach den Ursachen der immer wiederkehrenden Infektionen geforscht werden muß. Oft ist es sinnlos, nur die Symptome zu behandeln, und darüber hinaus kann es den Betroffenen auch schaden. Die einzige Möglichkeit, ein solches Kind zu behandeln, besteht darin, die zugrundeliegenden Ursachen herauszufinden. Der vorgestellte Fall zeigt auch, daß der therapeutische Ansatz weniger wissenschaftlich und dafür menschlicher, fürsorglicher und mitfühlender sein sollte. Anders ausgedrückt, die Behandlung sollte mehr vom Herzen und weniger vom Kopf ausgehen. Eine »verkopfte« Therapieform ist kalt, unbarmherzig und gleichgültig gegenüber menschlichem Leid. Es fehlt ihr an Weisheit und Verständnis für die Folgen, die dem Patienten aus einer solchen Behandlung erwachsen. Es gäbe heute nicht weltweit das Problem der Antibiotika-Resistenz, wenn wir mehr diese Weisheit und dieses Verständnis und weniger die anerkannten wissenschaftlichen Erkenntnisse berücksichtigt hätten. Nur das Wissen, das Hand in Hand mit der überlieferten Weisheit vergangener Generationen geht, hat eine Zukunft. Aber um diese Weisheit anzunehmen und zu begreifen, müssen wir uns öffnen.

Viele Ärzte wissen kaum etwas über alternative Heilmethoden, maßen sich aber schnell das Urteil an, daß sie nicht funktionieren. Am Royal Victoria Hospital in Belfast bekam ich einmal mit, wie ein leitender Chirurg aus Schottland die Akupunktur als Unsinn und Quacksalberei verurteilte. Das ist fürwahr traurig! Denn die bis heute vorliegenden Studien belegen eindeutig die Wirksamkeit der Akupunktur.

Es ist wichtig, daß Sie und ich offen und ehrlich miteinander umgehen und sagen, was wir für richtig halten, selbst wenn wir dabei auf heftigen Widerspruch stoßen. Genauso wichtig ist es, daß Sie Ihren Hausarzt überzeugen und beharrlich auf einer sanfteren Medizin bestehen. Die gleiche Botschaft, immer wieder und von den verschiedensten Seiten gehört, zeigt irgendwann Wirkung. Wenn Sie nichts sagen, wird sich in der Medizin auch nichts ändern. Dann werden Sie oder Ihr Kind eines Tages vielleicht selbst Opfer der eingangs beschriebenen medizinischen Behandlung. Es ist an der Zeit, daß Sie sich entscheiden.

Ich trete für eine Therapieform mit mehr Sicherheit und einen sanfteren Umgang mit den Patienten ein. Wenn auch Sie dafür eintreten, sagen Sie es. Dadurch kann eine Veränderung überhaupt erst stattfinden. Ich glaube an die Menschen: Je mehr Informationen und Macht sie besitzen, um so mehr wird der gesunde Menschenverstand zählen. Das vorliegende Buch hat das Ziel, über die aktuellen medizinischen Themen zu informieren. In diesem Sinne wünsche ich allen Lesern Spaß beim Lesen und Lernen.

Dr. John McKenna

Einleitung

Antibiotika sind Medikamente, die zur Behandlung von Infektionen eingesetzt werden. Das erste Antibiotikum kam in den vierziger Jahren auf den Markt, seitdem wurden die verschiedensten Antibiotika entwickelt. Heute zählen sie weltweit zu den meistverschriebenen Arzneimitteln.

Die Wirkung der Antibiotika besteht darin, daß sie Krankheitskeime abtöten oder diese an ihrer Vermehrung hindern. Sie sind sehr wirksam bei der Behandlung von bakteriellen Infektionskrankheiten, zum Beispiel bei einer durch Streptokokken hervorgerufenen Halsentzündung. Sie sind hingegen völlig *nutzlos* bei Virusinfektionen wie Grippe oder einer gewöhnlichen Erkältung.

Der eigentliche Nutzen der Antibiotika ist heute aufgrund des weltweit massiven Mißbrauchs dieser Substanzen stark rückläufig. In den letzten Jahren wird von einem ständig wachsenden Problem der Antibiotika-Resistenz in verschiedenen Teilen der Welt berichtet. Da sich die Menschen zunehmend dieses Problems und der Nebenwirkungen von Antibiotika bewußt werden, verlangen sie nach Alternativen. Das vorliegende Buch geht ausführlich auf diese Alternativen ein. Naturheilverfahren, insbesondere die Pflanzenmedizin und die Homöopathie, erfahren derzeit einen starken Zulauf und nehmen wieder ihren rechtmäßigen Platz als ausgewogene Behandlungsmethode bei Infektionen ein. Die Menschen fangen an, bewußter zu essen, und erkennen die Notwendigkeit für Nahrungsergänzungen, insbesondere Vitamine und Mineralstoffe. Alle diese Themen, ergänzt durch Fallbeispiele, um zu veranschaulichen, inwiefern bestimmte Infektionen mit natürlichen Mitteln behandelt werden können, machen dieses Buch zu einem wertvollen Ratgeber für jeden Haushalt. Ganz besonders wichtig ist es jedoch für die Eltern von Kindern, die häufig unter Infektionen leiden.

Da dieses Buch für die Allgemeinheit bestimmt ist, wurde auf wissenschaftliche oder medizinische Fachausdrücke zugunsten einer einfachen Formulierung weitgehend verzichtet. Das Buch zeigt auf, daß es möglich ist, Infektionen ohne Antibiotika zu behandeln, weist aber auch darauf hin, daß Antibiotioka in bestimmten Fällen durchaus angezeigt sind. Dies ist jedoch eher die Ausnahme als die Regel. Das Buch soll auf gar keinen Fall den Arztbesuch ersetzen. Ganz im Gegenteil, suchen Sie Ihren Arzt auf, und motivieren Sie ihn zu natürlichen Heilmethoden, soweit dies möglich ist.

Auf der Suche nach einem Arzt sollten Sie sich nach Möglichkeit für einen Mediziner entscheiden, der sowohl natürliche Heilverfahren als auch die Schulmedizin anwendet. Da viele der hier angesprochenen Heilmittel nur auf Rezept erhältlich sind, ist es am besten, gleich zu praktischen Ärzten zu gehen, die diese Mittel verschreiben können.

Ziel dieses Buches ist es, wieder eine ordentliche Portion gesunden Menschenverstand in die klinische Medizin einfließen zu lassen und sanftere Heilmethoden zu fördern. Der erste Teil des Buches beschreibt die Geschichte und die Entwicklung der Antibiotika, ihre traditionelle Anwendung und das in der Öffentlichkeit heftig diskutierte Thema der Antibiotika-Resistenz. Im Anschluß daran werden einige der gängigsten Infektionskrankheiten bei Kindern besprochen. Der weitaus größte Teil des Buches befaßt sich mit den alternativen Therapieformen bei Infektionen, angefangen bei der Pflanzenmedizin über die Homöopathie bis zur Diätetik.

Die zitierten Fallbeispiele entstammen meiner eigenen Praxis und sollen meine spezielle Sichtweise besser veranschaulichen. (Aus privatrechtlichen Gründen wurden die Namen der betroffenen Patienten abgeändert.). Ich könnte noch viel drastischere Fälle als den eingangs beschriebenen anführen. Doch ich habe mich bemüht, einfache Fallbeispiele vorzustellen, damit mein Anliegen nicht durch Dramatik überschattet wird. Und mein Anliegen ist es nun mal, die verschiedenen alternativen Heilverfahren zur Behandlung von Infektionen vorzustellen und ihren unschätzbaren Wert zu verdeutlichen.

1. Die Geschichte der Antibiotika

Von der Frühgeschichte bis zum 19. Jahrhundert

Den ersten Beweis, daß Menschen Pflanzen oder andere natürliche Stoffe zu therapeutischen Zwecken verwendeten, findet man in der Zeit der Neandertaler, also vor über 50 000 Jahren. Im nördlichen Irak bargen Archäologen die sterblichen Überreste eines Toten, der mit verschiedenen Kräutern, darunter auch solchen, die heute als antibakteriell[1] gelten, bestattet worden war. Viele dieser Kräuter werden noch heute von den Bewohnern dieser Region verwendet.

Honig

Die erste Medizin zur Behandlung von Infektionen wurde vermutlich von den alten Ägyptern um 1550 vor Chr. verordnet. Eine Mischung aus Schweineschmalz und Honig wurde als Salbe zur Wundversorgung aufgetragen.

Honig ist bekanntlich antibakteriell bzw. bakterizid, er tötet Bakterien, indem er ihren Zellen Wasser entzieht. Außerdem verwandelt das im Honig isolierte Enzym Inhibin Glucose und Sauerstoff in das bekannte Oxydationsmittel Wasserstoffperoxyd zum Desinfizieren (und Bleichen).

[1] Als antibakteriell wird jede Substanz bezeichnet, die Bakterien abtötet oder diese an ihrer Vermehrung hindert.

Kürzlich hatte ich einen Patienten mit oberflächlichen Wunden an den Fuß- und Handgelenken sowie an den Ellbogen. Diese Wunden waren gegen eine Behandlung mit Antibiotika überaus resistent, heilten dagegen mit Honig relativ problemlos ab. Honig hilft erfahrungsgemäß auch ausgezeichnet bei entzündeten Krampfadern.

Schon die Ägypter verwendeten eine Salbe mit Honig als aktivem Wirkstoff. Auch die alten Griechen und Römer benutzten Honig zur Wundversorgung, oft in Verbindung mit Kupferoxyd.

Auch in jüngerer Zeit, während des Zweiten Weltkrieges, wurden in Shanghai Wunden und Hautentzündungen – sehr erfolgreich – mit einer Salbe aus Honig und Schmalz behandelt.

Knoblauch und Zwiebeln

Honig war nicht die einzige antibakterielle Substanz im alten Ägypten. Wohlriechende Harze wie Weihrauch und Myrrhe wurden zur Konservierung der sterblichen Überreste verwendet. In den Körperhöhlen der Mumien fand man häufig Zwiebeln, da auch sie antibakterielle Eigenschaften besitzen.

Die antibakteriellen Eigenschaften von Zwiebeln und Knoblauch wurden in den vierziger Jahren wissenschaftlich bestätigt. Der von den Forschern isolierte Inhaltsstoff Allicin erwies sich als hochwirksame antibakterielle Substanz.

Angeblich wurde auch der Rettich von den Ägyptern therapeutisch verwendet. Die antimikrobiellen Eigenschaften dieser Pflanze wurden mit der Isolierung von Raphanin bestätigt. Dieser antibakterielle Inhaltsstoff hat sich bei einer Vielzahl von Infektionen bestens bewährt.

Schimmelpilze

Die Arbeit des englischen Bakteriologen Alexander Fleming in den zwanziger Jahren zeigte, daß Schimmelpilze wie *Penicillium spp.* antibakterielle Substanzen produzieren können. Die Verwendung von Schimmelpilzen geht jedoch auf die alten Ägypter zurück und war vermutlich sogar noch früher bekannt. Ein ägyptischer Arzt, der um 1550 vor Chr. im Papyrus Ebers zitiert wird, behauptete, daß »eine faulige Wunde ... mit verdorbenem Gerstenbrot bedeckt werden solle«. Ja, die Ägypter verwendeten alle Arten von Schimmelpilzen zur Behandlung von Hautinfektionen, während die alten Chinesen damit Furunkel, Karbunkel und andere Hautentzündungen behandelten.

Wein und Essig

Seit der Zeit des altgriechischen Arztes Hippokrates werden infizierte Wunden mit Wein und Essig behandelt. Die Essigsäure ist ein wirksames Antiseptikum (ein keimtötendes Mittel, das auch Viren und Bakterien vernichtet). Die antibakteriellen Eigenschaften von Wein können nicht vollständig seinem Alkoholgehalt zugeschrieben werden, da dieser sehr gering ist. Neuere chemische Untersuchungen von Wein haben jedoch eine antibakterielle Substanz – zum Vorschein gebracht, die mittlerweile für seine antibakteriellen Eigenschaften verantwortlich gemacht wird.

Kupfer

Auch anorganische Substanzen werden seit eh und je gegen Infektionen eingesetzt. So war zum Beispiel die Verwendung von Kupfer bei den alten Ägyptern, Griechen und Römern weit verbreitet, oft in Verbindung mit Honig. Moderne wissenschaftliche Tests haben die antibakterielle

Wirkung von Kupfer bestätigt. So wird zum Beispiel die typische Staphylococcus-aureus-Hautkrankheit Impetigo (Eiterflechte) in Frankreich derzeit mit Eau Dalibour, einer Mischung aus Zink und Kupfer, behandelt. Das Mittel hat seinen Namen vom Generalstabsarzt Ludwigs XIV., Jacques Dalibour, war aber vermutlich schon lange vorher in der französischen Volksmedizin bekannt.

Antibiotika im alten Afrika

In seinem Buch *The Antibiotic Paradox* schreibt Dr. Stuart Levy über die kürzlich in Afrika gemachte Entdeckung von 1000jährigen Mumien, auf denen Spuren von Tetracyclin gefunden wurden. Auch einige der dort gängigen Getreidesorten enthielten Spuren von Tetracyclin, und Mikroorganismen, die dieses Antibiotikum produzieren, wurden in Bodenproben aus dieser Gegend gefunden. Hatten die Bewohner das Tetracyclin entdeckt und bereits jahrhundertelang verwendet? Wenn ja, warum hatten sie dann kein Problem mit der Resistenz gegenüber Bakterien, oder hatten sie doch eins?

Das 19. und das frühe 20. Jahrhundert

»Gute« Bakterien

In dem Bestreben, ein Wundermittel, eine hochwirksame antibakterielle Substanz zu finden, die die Menschheit von der Geißel der Infektionen befreien würde, wurden während des 19. Jahrhunderts diverse Experimente durchgeführt. 1877 in Paris durchgeführte Versuche belegten, daß harmlose Bakterien gezielt gegen pathogene (gefährliche)

Bakterien eingesetzt werden können, auch wenn sie diese Krankheitserreger nicht abzutöten vermögen.

Ebenfalls in Paris beschrieb Louis Pasteur die positiven Auswirkungen einer Impfung von Tieren mit harmlosen Bodenbakterien zur Vorbeugung gegen Milzbrand. Zahlreiche andere Experimente mit Milzbrand und Cholera bestätigten diese Ergebnisse und lieferten den Beweis, daß harmlose Bakterien krankheitserregende Bakterien in ihrem Wachstum hemmen. Auf die positiven Effekte von probiotischem Joghurt mit »guten« Bakterien wird später noch ausführlich eingegangen. Diese sogenannten guten Bakterien helfen dem Körper bei der Produktion bestimmter Vitamine und schützen ihn gleichzeitig vor der Ausbreitung gefährlicher, krankheitserregender Bakterien.

Pyocyanase

1888 wurde in Deutschland eine antibakterielle Substanz namens Pyocyanase isoliert. Tierversuche mit dieser Substanz erwiesen sich als sehr erfolgreich. Die Ergebnisse waren derart beeindruckend, daß auch Experimente an Menschen mit verschiedenen Infektionen durchgeführt wurden. Diese Forschungsergebnisse waren alles in allem jedoch sehr enttäuschend, da Pyocyanase für zu toxisch befunden wurde. Die Forschungsarbeiten mit dieser Substanz wurden daraufhin eingestellt.

Salvarsan

Ein Färbemittel namens Salvarsan (eine Arsenobenzolverbindung) erwies sich 1910 als vielversprechendes Mittel zur Behandlung von Syphilis, einer zur damaligen Zeit weitverbreiteten Geschlechtskrankheit. Die Toxizität (Giftigkeit) der Substanz für Menschen war auch hier das Haupthindernis für deren Weiterentwicklung und allgemeine Verwendung.

Zwei Faktoren behinderten die Arbeit der Forscher: zum einen das Problem der Toxizität und zum anderen, daß sie keine anderen antimikrobiellen Mittel fanden. Auf der Suche nach der »Wunderwaffe«, die die Menschheit von den Infektionskrankheiten – einer der Haupttodesursachen zur damaligen Zeit – erlösen sollte, schwand die Begeisterung allmählich dahin.

Die Penicillin-Ära

All das änderte sich schlagartig, als Alexander Fleming 1928 das Penicillin entdeckete. Nachdem er bereits im Medizinstudium geglänzt hatte, begann er 1908 mit seinen Forschungsarbeiten in Pathologie. In der Anfangszeit isolierte er das Enzym Lysozym, das in menschlicher Tränenflüssigkeit und im (Nasen-)Schleim vorkommt. Dieses hydrolytische Enzym erwies sich als mäßig antibakteriell, konnte aber gegen die meisten Infektionen beim Menschen wenig ausrichten.

Beim Versuch, *Staphyolococcus spp.* auf einer Nähragarplatte zu züchten, stellte Fleming 1928 fest, daß das Wachstum seines Bakteriums durch einen versehentlich auf das Nährmedium geratenen Schimmelpilz gehemmt wurde. Er beschloß, den Schimmelpilz zu identifizieren, und nannte ihn schließlich *Penicillium notatum*. Voller Begeisterung über seine Entdeckung legte er in einer speziellen Nährbouillon eine Pilzkultur an und injizierte die Nährlösung einigen seiner Patienten, die an verschiedenen Infektionen erkrankt waren. Die Ergebnisse waren erfolgversprechend, und die Nährlösung erwies sich als nichttoxisch. Leider hatte Fleming nicht genügend von diesem flüssigen Substrat angesetzt, und als er seine Ergebnisse 1929 schriftlich vorlegte, zeigten sich seine Berufskollegen nicht sonderlich beeindruckt oder interessiert.

Es mußten erst zwei andere begabte Ärzte kommen, H. W. Florey und E. B. Chain, die in den späten dreißiger und Anfang der vierziger Jahre in Oxford arbeiteten und die Tragweite von Flemings Ergebnissen erkannten. Sie erforschten die Verwendbarkeit des Penicillins in der medizinischen Praxis und leisteten damit echte Pionierarbeit.

Der australische Arzt Florey war mit einem Stipendium nach Oxford gekommen, um dort Pathologie zu studieren. Chain war ein deutscher Chemiker, der in den dreißiger Jahren auf der Flucht vor den Nazis in England untergekommen war.

Florey rief eine Forschungsgruppe ins Leben, die es sich zur Aufgabe machte, nach wirksamen antibakteriellen Substanzen zu suchen. Er war der Mikrobiologe und Kliniker, während der Chemiker Chain sich um das Isolieren, Reinigen und Untersuchen der Eigenschaften von möglichen antibakteriellen Stoffen kümmerte. Ihr Forschungsteam bestand aus zwanzig der seinerzeit besten Wissenschaftler in Großbritannien. Sie richteten ihre Aufmerksamkeit ganz auf die Forschungen von Alexander Fleming und arbeiteten an der Reindarstellung des Penicillins und erforschten seine Wirksamkeit.

Während eines Labortests wurde 50 Mäusen eine tödliche Dosis *Streptococci spp.* injiziert. Anschließend erhielten 25 Versuchstiere regelmäßig Penicillin. Die Kontrollgruppe (die restlichen 25 Mäuse) bekam kein Penicillin gespritzt. Nach zehn Tagen hatten 24 von den 25 mit Penicillin behandelten Mäusen überlebt, während alle Mäuse der Kontrollgruppe tot waren. Diese erstaunlichen Ergebnisse wurden am 24. August 1940 im namhaften Medizinjournal *The Lancet* veröffentlicht.

Im Jahre 1941 führte der sogenannte Oxford-Kreis seinen ersten klinischen Versuch mit Penicillin durch. Bei dem Patienten handelte es sich um einen 43jährigen Polizisten mit einer Blutvergiftung (Sepsis). Da der Mann bereits im Sterben lag, beschlossen Florey und Chain, ihm alle drei Stunden über fünf Tage intramuskulär Penicillin zu injizieren. Innerhalb von 24 Stunden trat bei dem Kranken eine deutliche Besserung ein. Am vierten Tag war das Fieber abgeklungen, und der Mann konnte bereits wieder essen. Am fünften Tag jedoch ging der Vorrat an Penicillin zu Ende, und der Zustand des Patienten begann sich wieder zu verschlechtern, bis er schließlich starb. Trotzdem war allen Beteiligten klar, daß das Penicillin die Infektion erfolgreich bekämpft hatte.

Als nächstes machte sich die Gruppe daran, eine Möglichkeit zu finden, Penicillin in großen Mengen herzustellen. Alle Bemühungen, für ihre Forschungsarbeit Unterstützung von der heimischen Industrie zu bekommen, schlugen fehl, und so ging die Gruppe im Sommer 1941 in die Vereinigten Staaten. Dort gelang es ihnen, eine Reihe von pharmazeutischen Unternehmen für die Penicillin-Produktion zu gewinnen, unter anderem Merck, Squibb, Pfizer, Abbott, Winthrop und Commercial Solvents. Diesen amerikanischen Pharmaunternehmen ist es zu verdanken, daß Penicillin therapeutisch anwendbar wurde.

Spätere klinische Versuchsreihen brachten spektakuläre Ergebnisse. Penicillin erwies sich als äußerst wirksam bei den verschiedensten Infektionen, so bei Lungenentzündung (Pneumonie), Blutvergiftung (Sepsis), Scharlach, eitriger Mandelentzündung, Diphterie, Tripper (Gonorrhöe) und rheumatischem Fieber. Es herrschte die allgemeine Ansicht, Penicillin helfe gegen jede Krankheit – ein Irrglaube, dem leider noch heute viele Menschen anhängen. Das neue »Wundermittel« wurde kräftig beworben, und 1945 wurde Fleming, Florey und Chain gemeinsam der Nobelpreis in Physiologie und Medizin verliehen.

Später wurde Penicillin auch zur oralen Anwendung hergestellt und zahlreichen Produkten beigefügt, zum Beispiel Pasten, Halspastillen, Nasensalben und kosmetischen Cremes. Bis zum Jahre 1955 unterlag der Verkauf von Penicillin keiner Kontrolle, es war also für jedermann ohne Rezept erhältlich. Dieser übermäßige und unkontrollierte Gebrauch führte dazu, daß resistente Bakterien im Darm (*Escherichia coli* und *Candida spp.*) überhandnahmen. 1955 begannen die meisten Länder den Verkauf von Penicillin einzuschränken, doch der gesundheitliche Schaden war bereits enorm. Die Resistenz hatte sich zu einem großen Problem entwickelt, und in Krankenhäusern häuften sich bald Staphylokokken-resistente Infektionen.

Streptomycin

Mikrobiologen wissen seit langem, daß der Boden nur sehr wenige Bakterien enthält, die bei Menschen Infektionen verursachen. Die Erforschung der Bodenbakterien und die Gründe, warum sie auf den Menschen nur schwach pathogen (krankheitserregend) wirken, war das Lebenswerk des Bakteriologen Selman Waksman, der als Wissenschaftler an der Rutgers University in New Jersey arbeitete.

1939 stellte die Firma Merck finanzielle Mittel bereit, damit Waksman nach Antibiotika in Mikroorganismen des Bodens suchen konnte. Diese Suche führte 1943 zur Entdeckung von Streptomycin, dem ersten Antibiotikum, das

Tuberkulosepatienten berechtigte Hoffnung auf Heilung gab. Dieses Antibiotikum wird noch heute zur Behandlung von Tuberkulose (Tbc) eingesetzt. In der klinischen Praxis zeigte sich sehr bald, daß Streptomycin Nebenwirkungen hatte, die mit Penicillin nicht auftraten, unter anderem Nierenschädigungen und Taubheit.

Das Hauptproblem bei der Anwendung von Streptomycin, das insofern auch seine Wirksamkeit einschränkte, war jedoch die Resistenz. Die Geschwindigkeit, mit der Bakterien gegenüber dem Arzneimittel widerstandsfähig wurden, versetzte Waksman und seine Mitarbeiter in Erstaunen. Aufgrund dieser Resistenzentwicklung sahen sie sich veranlaßt, nach anderen Antibiotika zu forschen. Das Ergebnis ihrer Suche war die Entdeckung von Neomycin, einem Lokalantibiotikum, das heute meist in antibakteriellen Salben Verwendung findet.

Chloramphenicol

Ende 1947 wurde das Antibiotikum Chloramphenicol in einem klinischen Versuch zur Behandlung einer Fleckfieberepidemie in Bolivien eingesetzt. Die erfolgreiche Eindämmung der Epidemie führte zu einem weiteren Einsatz auf der anderen Seite des Globus – und zwar in Malaysia, wo damit das Buschfleckfieber (Tsutsugamushi-Krankheit) behandelt wurde.

Von den 22 in Bolivien an Fleckfieber erkrankten Patienten, die Chloramphenicol erhalten hatten, erholten sich alle wieder. Von den 50 Erkrankten, denen das Antibiotikum nicht verabreicht wurde, starben 14. Die in Bolivien durchgeführte Versuchsreihe ist nicht die einzige südamerikanische Verbindung zu diesem Antibiotikum. Chloramphenicol wurde erstmals aus einer Bodenprobe im venezolanischen Caracas isoliert, und diese Entdeckung erwies sich in zweierlei Hinsicht als bedeutsam. Zum einen wurde damit eine neue antibiotische Substanz bestimmt, und zum anderen konnten mit dieser Substanz, wie der klinische Versuch demonstrierte, zuvor unbehandelbare Krankheiten wie Fleckfieber geheilt werden. Das gleiche Medikament zeigte später sehr gute Erfolge bei der Behandlung von Typhus. Endlich fanden die Forscher wirksame Substanzen zur erfolgreichen Behandlung schwerer Infektionen.

Die Euphorie über die Entdeckung von Chloramphenicol bekam einen Dämpfer, als bekannt wurde, daß das Antibiotikum starke Nebenwirkungen verursachte. 1950 waren bereits zahlreiche Wissenschaftler alarmiert wegen der sich häufenden Beweise in Zusammenhang mit schweren Blutkrankheiten wie Anämie und Leukämie.

In den Industriestaaten, wo teurere, aber auch sicherere Medikamente zur Verfügung stehen, ist der Gebrauch von Chloramphenicol heute eingeschränkt. In den Entwicklungsländern hingegen ist es, da relativ preiswert in der Herstellung, noch weit verbreitet. Seine Hauptanwendungsgebiete sind Fleckfieber, Typhus, Hirnhautentzündung (Meningitis) und Brucellosen, aber es kann auch gegen andere Infektionen eingesetzt werden. Sie haben es eventuell schon selbst verwendet – in Form von Ohren- oder Augentropfen.

Cephalosporine

Mitte der vierziger Jahre isolierte Giuseppe Brotzu, Rektor der Universität von Cagliari auf Sardinien, eine Antibiotika-ähnliche Substanz aus dem Pilz *Cephalosporium acremonium*. Mit dieser allerdings unreinen Substanz führte er klinische Versuche durch und erzielte damit insbesondere bei der Behandlung von Staphylokokken-Infektionen und Typhus sehr große Erfolge.

1948 veröffentlichte Brotzu seine Ergebnisse, und bald darauf wurde der Oxford-Kreis um Florey auf seine Forschungsarbeit aufmerksam. Als die Wissenschaftler Proben dieses Pilzes erhielten, konnten sie mehrere Penicillin-ähnliche Antibiotika isolieren und reinigen. Diese Substanzen wurden Cephalosporine genannt. Cephalosporine sind hochwirksame Breitband-Antibiotika. Sie bekämpfen Bakterien auf ähnliche Weise wie Penicillin und sind somit wertvolle Alternativen, insbesondere bei einer Penicillin-Resistenz. Ein zusätzlicher Vorteil liegt in ihrer sehr geringen Toxizität begründet, wenngleich bei 5 Prozent der Patienten allergische Reaktionen auftreten.

Modifikationen an der chemischen Struktur der Muttersubstanz führten zur Entwicklung verschiedenster Cephalosporine für die klinische Praxis. Die Erforschung neuer Cephalosporine hält bis heute unvermindert an.

Tetrazykline

1947 gelang es Benjamin M. Duggar, aus einer Schlammprobe des Missouri Chlortetracyclin zu isolieren. Chlortetracyclin war das erste Tetracyclin, doch Duggars Entdeckung zog die Entwicklung einer ganzen Reihe anderer hochwirksamer Antibiotika nach sich, die in ihrer weltweiten Verwendung heute an zweiter Stelle hinter den Penicillinen rangieren.

Da Tetrazykline ein breites Wirkungsspektrum besitzen und relativ preiswert in der Herstellung sind, fanden sie rasch Anklang und werden heute zur Behandlung einer Vielzahl von Infektionen eingesetzt. Weil sie so preisgünstig sind, erfreuen sie sich besonders in den Entwicklungsländern großer Beliebtheit.

Die umfangreichen Forschungen auf dem Gebiet der Tetrazykline haben ihre Wirksamkeit zwar hinlänglich bestätigt, aber auch eine Reihe von klinisch relevanten Nebenwirkungen an den Tag gebracht. In den Knochen verursachen Tetrazykline Kalkeinlagerungen, die das Wachstum verzögern und die für irreversible Gelbfärbungen am Milchgebiß und für Zahnschmelzdefekte verantwortlich sind. Da Tetrazykline außerdem die Plazentaschranke durchbrechen, stellen sie eine erhöhte Gefahr für den Fetus dar. Deshalb sind diese Antibiotika zur Behandlung von Infektionen während der Schwangerschaft und für Kinder unter 7 Jahren nicht erlaubt.

Zu den gravierenden Nebenwirkungen gehört weiterhin das übermäßige Wachstum von *Candida spp.* und *Staphylococcus spp.* im Darm, das zu chronischen Infektionen führen kann. Bei manchen Patienten treten auch Leber- und Nierenschädigungen auf, oder es kommt zu allergischen Reaktionen wie Nesselfieber, Hautausschlag, Asthma und Kontaktekzem.

Da Tetracyclin-Antibiotika Verbindungen mit Kalzium, Magnesium und Eisen eingehen, sollten sie nicht zusammen mit Milch und Milchprodukten oder mit Mineralstoff- und Vitaminpräparaten, die Kalzium, Magnesium oder Eisen enthalten, eingenommen werden.

Tab. 1.1 zeigt eine Liste der während der vierziger und der sechziger Jahre entdeckten und entwickelten Antibiotika der ersten und zweiten Generation.

Tab. 1.1 In den vierziger und sechziger Jahren entdeckte Antibiotika

Antibiotika der ersten Generation	
1942	Entwicklung von Penicillin
1943	Entdeckung von Streptomycin
1945	Entdeckung der Cephalosporine
1947	Entdeckung von Chloramphenicol
1947	Entdeckung von Chlortetracyclin
Antibiotika der zweiten Generation	
1960	Entwicklung von Methicillin
1961	Entwicklung von Ampicillin
1963	Entwicklung von Gentamicin
1964	Entwicklung der Cephalosporine

Neuere Antibiotika

Die Forschungsarbeiten in den sechziger Jahren führten zur Entwicklung der Antibiotika der zweiten Generation. Dazu zählte das Methicillin, ein halbsynthetischer Penicillin-Abkömmling, der eigens dafür hergestellt wurde, um das Problem der Penicillin-Resistenz in den Griff zu bekommen. Im Kampf gegen diese Resistenz wurde Methicillin als echter Durchbruch gesehen, und die Wissenschafter waren in dem festen Glauben, daß sie diesen Kampf nun gewinnen würden. Leider hatten die Bakterien das letzte Wort, und so gibt es heute Bakterien, die auch gegen Methicillin resistent sind.

Ampicillin gehört ebenfalls zu den Penicillin-Abkömmlingen. Entwickelt zur Erweiterung des Wirkungsspektrums von Penicillin, hat es das Penicillin heute weitgehend verdrängt. Es ist oft das Antibiotikum der ersten Wahl bei der Behandlung der verschiedensten Infektionen, unter anderem Infektionen der Atem- und der Harnwege.

Das Penicillin-Derivat Amoxicillin ist ebenfalls weit verbreitet. Wie Ampicillin besitzt es ein breites Wirkungsspektrum, das sowohl grampositive Bakterien (z. B. *Streptococcus spp.* und *Staphylococcus spp.*) wie gramnegative Bakterien (z. B. *Escherichia coli* und *Haemophilus influenzae*) umfaßt.

Gentamicin gehört derselben Antibiotika-Gruppe wie das 1943 entdeckte Streptomycin (Antibiotikum zur Behandlung von Tbc) an. Es ist im allgemeinen schweren Infektionen vorbehalten, da es starke toxische Nebenwirkungen auf Ohren und Nieren verursachen kann.

Die neuesten Antibiotika

Die neueste Gruppe der von pharmazeutischen Laboratorien entwickelten Antibiotika heißt Fluoroquinolone. Diese Antibiotika wirken nicht nur gegen eine Vielzahl von Bakterien, sie gelangen auch bei Einnahme durch den Mund in hoher Konzentration in die Blutbahn. Das bedeutet, daß weitaus mehr Infektionen, die einst einen Krankenhausaufenthalt erforderlich machten, heute zu Hause behandelt werden können.

Die Fluoroquinolone werden häufig für eine Langzeitbehandlung mit Antibiotika (über Wochen und Monate) eingesetzt. Sie stehen heute in großer Auswahl zur Verfügung und sind gegen Bakterien wirksam, die früher schwer zu bekämpfen waren, unter anderem die Lepraerreger (*Mycobacterium leprae*).

Ausblick in die Zukunft

Die Suche nach neuen und noch wirksameren Arzneimitteln, die mit Florey, Chain und Selman Waksman ihren Anfang nahm, hält bis heute an. Das Tempo hat sich jedoch erheblich verlangsamt, da es heute für die pharmazeutischen Unternehmen weitaus schwieriger ist, die Zulassung für neue Arzneimittel zu bekommen. Der Zeitraum von der Entdeckung eines Antibiotikums im Labor bis zur Zulassung und Herstellung des Mittels ist so endlos lang, daß einige Unternehmen sich inzwischen ganz vom Markt zurückgezogen haben.

Pharmazeutische Unternehmen, die an der Erforschung neuer Antibiotika arbeiten, haben auch zunehmend Schwierigkeiten, Schritt zu halten mit dem Tempo, in dem die Bakterienresistenz ihre Arzneimittel unbrauchbar macht.

2. Die Widerstandsfähigkeit der Bakterien gegenüber Antibiotika

Antibiotika-Resistenz: ein echtes Problem?

Schon im Anfangsstadium der Entwicklung der Antibiotika zeichnete sich deutlich ab, daß einige Bakterien überlebensfähig waren und sich in Gegenwart der Antibiotika vermehrten. Diese Bakterien hatten gegenüber den Wirkungen dieser Arzneimittel eine Resistenz entwickelt.

In einem Interview mit der *New York Times* im Jahre 1945 warnte Alexander Fleming vor einem Mißbrauch von Penicillin, da dies zur Auslese und Vervielfachung von mutierten Formen resistenter Bakterien führen könnte. Er sah auch voraus, daß das Problem der Resistenz sich verschlimmern würde, wenn Penicillin zum Einnehmen durch den Mund in den Handel käme, wenn unangemessene Dosen verabreicht würden, wenn die Behandlung vorzeitig abgebrochen oder wenn zu lange mit Penicillin behandelt würde.

Wie schwerwiegend ist diese Antibiotika-Resistenz denn nun wirklich?

Melbourne, Australien

Anfang der achtziger Jahre wurden in Melbourne mehrere Krankenhäuser von Infektionen heimgesucht, die gegenüber fast allen bekannten Antibiotika resistent waren. Das problematische Bakterium, das zum Tode zahlreicher Patienten führte, hieß Staphylococcus aureus.

Von allen möglichen Resistenzproblemen ist dies das schwierigste. Es löste unter dem Krankenhauspersonal solche Ängste aus, daß die meisten Mitarbeiter nur noch mit Mundschutz arbeiteten. Die Bakterien waren nicht nur gegenüber Antibiotika resistent, sondern auch gegenüber Antiseptika, so daß sie praktisch nicht abzutöten waren. Nur ein einziges Antibiotikum zeigte noch Wirkung: Vancomycin, ein sowohl teures als auch toxisches Arzneimittel. Die Ärzte hatten jedoch keine Alternative; sie mußten es einsetzen. Und so bekamen sie die Infektionen im Krankenhaus schließlich unter Kontrolle.

Melbourne ist gerade noch mal davongekommen. Doch jetzt warten wir im Grunde nur darauf, daß die Bakterien auch gegenüber Vancomycin resistent werden. Wenn dieser Fall eintritt, müssen wir uns mit einer sehr ernsten Situation auseinandersetzen. Was ist, wenn die Vancomycin-Resistenz in Melbourne ihren Anfang nahm? Wie hätte eine krankenhausinterne Infektion behandelt werden können? Wäre sie wirklich unbehandelbar geworden?

Das waren die achtziger Jahre. Heute ist die Vancomycin-Resistenz bereits Realität, wenn auch in einer anderen Bakteriengruppe: bei den Enterokokken. Wir wissen jedoch, daß diese Darmbewohner ihre Resistenz auf *Staphylococcus aureus* übertragen können, jenes Bakterium, das die Infektionen in den Kliniken verursacht. Es ist also nur eine Frage der Zeit, bis Staphylokokken gegen Vancomycin resistent sind. Und dann werden Infektionen wie die in Melbourne wirklich nicht mehr mit Antibiotika zu behandeln sein.

Wir gehen also offensichtlich einer Katastrophe entgegen. Eine Infektion, die mit den heute verfügbaren Mitteln nicht behandelbar ist, liegt durchaus im Bereich des Möglichen. Nach Ansicht einiger Mikrobiologen kann es sich nur noch um Monate, bestenfalls um ein bis zwei Jahre handeln.

Warum werden Bakterien resistent?

Die Resistenz der Bakterien gegenüber Antibiotika ist nichts Neues. Diese Widerstandsfähigkeit besteht, wenn auch in einem sehr geringen Maße, seit es Bakterien gibt. Deutlich wird dies zum Beispiel an der Koexistenz von Pilzen und Bakterien im Boden, wenngleich sie nicht unbedingt friedlich zu nennen ist, da Pilze und Bakterien miteinander um Platz und Ressourcen im Boden kämpfen. (Es sei hier nur daran erinnert, daß zahlreiche Antibiotika ursprünglich aus Bodenproben mit Pilzbesiedelung isoliert worden sind.) Dabei produzieren Pilze Antibiotika, gegen welche die Bakterien resistent wurden. Das Phänomen der Resistenz ist somit eine natürliche Überlebensstrategie.

Wenn es jedoch schon immer eine Antibiotika-Resistenz gegeben hat, warum ist sie dann gerade heute so verbreitet? Und warum stellt sie eine solche Gefahr dar? Die Antworten auf diese Fragen liegen in unserem Umgang mit den gängigen Antibiotika begründet. Wir haben sie in einigen Fällen überdosiert und in anderen unterdosiert. In wieder anderen Situationen haben wir sie falsch eingesetzt.

Alles in allem haben wir sie in erheblichem Maße mißbraucht und durch diesen Mißbrauch die unabsehbare Resistenzentwicklung der Bakterien gefördert.

Fallbeispiel 1
Mark: Grippe

Der 12jährige Mark war seit knapp sechs Monaten wegen ständig wiederkehrender Infektionen der oberen Atemwege (Ohr- und Halsentzündungen) bei mir in Behandlung. Ich war gerade außer Landes, als er Fieber (38,3 °C) und eine Halsentzündung bekam und über heftige Glieder- und Muskelschmerzen klagte. Seine Mutter brachte ihn zum nächsten Arzt, der eine Virusgrippe diagnostizierte und »zur Sicherheit« Antibiotika verschrieb. Marks Mutter löste das Rezept nicht ein. Statt dessen holte sie sich Rat bei meiner Krankenschwester, die ihr ein antivirales homöopathisches Mittel zusammen mit hochdosiertem Vitamin C empfahl. Diese Kombination schlug gut an, und innerhalb von 48 Stunden war Mark wieder auf dem Damm.

Dies ist ein gutes Beispiel für einen Fall, in dem Antibiotika eindeutig überflüssig sind, erstens aufgrund der Diagnose (Grippe als virale Infektion sollte nicht mit Antibiotika behandelt werden) und zweitens aufgrund des Resultates (der Patient sprach gut auf die Naturmedizin an).

Erkältungen, Grippe bzw. grippale Infekte, Masern und Herpes sind allesamt Beispiele für virale Infektionen. Immer wieder kommt mir zu Ohren, daß zur Behandlung dieser Infektionen Antibiotika verschrieben werden. Manchmal ist der Arzt mit dem Rezeptieren schnell bei der Hand, manchmal drängt aber auch der Patient auf die Verschreibung. Virale Infektionen werden durch Antibiotika *nicht* besser. Im Gegenteil, manchmal verschlimmert sich der Zustand sogar, weil die Antibiotika die Immunantwort des Körpers abschwächen oder unterdrücken.

1976 erschien im *British Journal of Medicine* ein Artikel unter dem Titel »Was wissen die Patienten über Antibiotika?«. Von den Befragten glaubten 55 Prozent, daß Antibiotika Viren abtöten, und nur 46 Prozent, daß diese Medikamente Bakterien bekämpfen, während 75 Prozent davon überzeugt waren, daß Antibiotika gegen Erkältungen und Grippe verordnet werden sollten. Antibiotika wurden zur Behandlung von bakteriellen Infektionen, zum Beispiel Halsentzündungen durch Streptokokken, entwickelt. Sie sind daher *nicht* für Erkältungen, Grippe oder andere virale Infektionen bestimmt.

Einfach ausgedrückt, handelt es sich bei Bakterien um einzellige Mikroorganismen mit Zellwand, Zytoplasmamembran und genetischem Material. Antibiotika töten Bakterien ab, indem sie verschiedene Teile der Bakterienzelle schädigen (Penicillin zerstört zum Beispiel die Zellwand).

Abb. 2.1 Bakterienzelle (vereinfachte Darstellung)

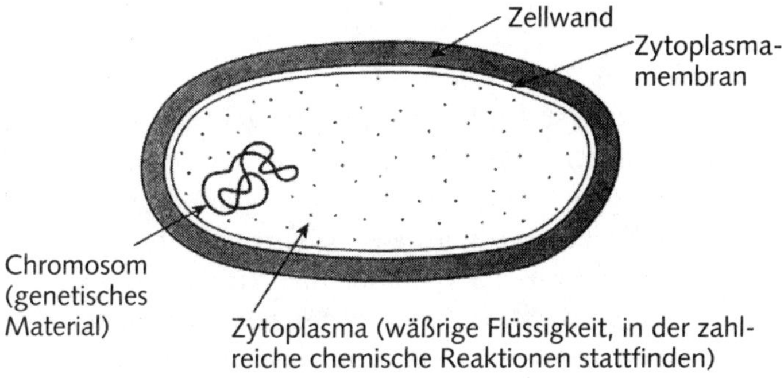

Viren sind keine lebenden Zellen. Sie besitzen weder eine Zellwand noch eine Zytoplasmamembran. Sie können keine chemischen Reaktion auslösen, deshalb können sie sich auch nicht selbst vermehren oder fortpflanzen. Da Viren keine Strukturen aufweisen, die Antibiotika angreifen können, sind diese Arzneimittel gegen Viren unbrauchbar.

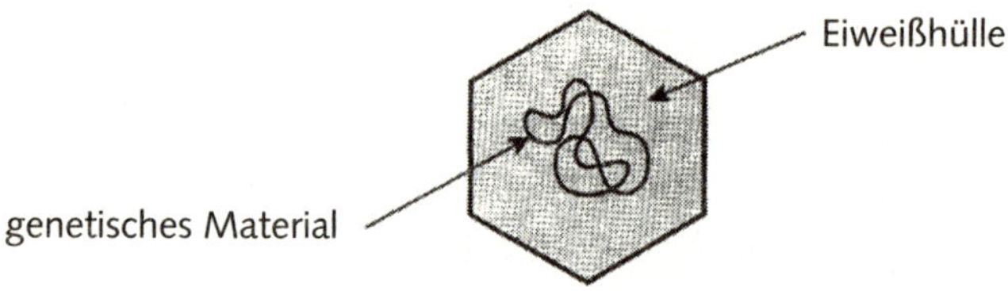

Abb. 2.2 Virus (vereinfachte Darstellung)

Das erklärt auch, warum Antibiotika bei der Behandlung von bakteriellen Infektionen wirksam sind, bei viralen Infektionen jedoch nichts ausrichten.

Fallbeispiel 2
John: wiederholte Halsentzündung und Müdigkeit

John war Direktor der Finanzabteilung einer großen Firma für Computer-Software. Seit über einem Jahre litt er immer mal wieder unter Müdigkeit und Halsentzündungen. Von einem Freund, der Apotheker war, besorgte er sich Antibiotika zur Selbstbehandlung, um Zeit und Geld zu sparen. Als er zu mir in die Praxis kam, hatte er über den Zeitraum von zwölf Monaten bereits sieben verschiedene Antibiotika eingenommen. Die Symptome hatten sich in keiner Weise gebessert, ganz im Gegenteil: Sie hielten mittlerweile hartnäckig an, so daß er nur noch unter großen Schwierigkeiten arbeiten konnte.

Dieser Patient war »zu beschäftigt« gewesen, um frühzeitig ärztliche Hilfe in Anspruch zu nehmen. Die Selbstbehandlung erschien ihm seinerzeit als die beste Lösung. Selbstmedikation mit potentiell gefährlichen Arzneimitteln fördert jedoch nur die Widerstandsfähigkeit der Bakterien und kann auch langfristig krank machen. Verlangen Sie von einem Apotheker nicht, daß er eine Diagnose stellt und Sie behandelt. Konsultieren Sie lieber gleich einen Arzt.

Allein die Verschreibung homöopathischer Mittel (um sein Immunsystem zu stärken und einige der nachteiligen Wirkungen der Antibiotika aufzuheben), eine Nahrungsumstellung sowie eine hochdosierte Vitamin-C-Gabe und probiotischer Joghurt bewirkten, daß Johns Müdigkeit verschwand. Und die Halsentzündungen gehören mittlerweile der Vergangenheit an.

Ich kann gar nicht oft genug betonen, wie wichtig die Ernährung ist, inbesondere für die Städter, die häufig nur noch höchst *unnatürliche*, industriell verarbeitete Nahrung zu sich nehmen. Wenn dann das Unvermeidliche passiert und der Körper allmählich zusammenbricht, greifen sie nach unnatürlichen Heilmitteln, um gegen das Übel vorzugehen.

Für das übermäßige Verschreiben von Antibiotika sind aber nicht nur die Ärzte und Patienten verantwortlich, sondern auch die Apotheker und manchmal sogar die Regierung. So werden in vielen Entwicklungsländern Antibiotika rezeptfrei verkauft, was natürlich zu Mißbrauch führt und die Resistenzentwicklung fördert.

Während meines Arbeitsaufenthaltes in Afrika konnte ich einmal beobachten, wie die von einer Hilfsorganisation für ein bestimmtes Krankenhaus bereitgestellten Arzneimittel öffentlich auf dem Markt feilgeboten wurden. Jeder, der das nötige Geld hatte, konnte sie kaufen. Ich kenne auch Fälle, wo Mitarbeiter des Krankenhauses dabei ertappt wurden, wie sie Medikamente stahlen, um sie anschließend zur Aufbesserung ihres Einkommens an die Bevölkerung weiterzuverkaufen. Doch das ist noch längst nicht die ganze Problematik.

Antibiotika und Nutztiere

Schon seit geraumer Zeit werden Antibiotika dem Tierfutter beigegeben. Nutztiere, vor allem Rinder und Schweine, erhalten große Mengen an wachstumsfördernden Mitteln sowie Medikamente gegen bestimmte Infektionen. Diese Tiere (und ihre Produkte) kommen entweder als Fleisch oder Milch (bzw. Milchprodukte) auf unseren Tisch.

Die Bakterien in diesen Tieren neigen zu einer Mehrfachresistenz (das heißt, sie zeigen gegenüber mehreren Antibiotika gleichzeitig eine Resistenz). Diese Mehrfachresistenz kann auf Menschen übertragen werden, entweder durch direkten Kontakt mit den Tieren, durch infizierte Nahrung oder über den Boden (die Ausscheidungen dieser Tiere sind Bestandteil des Bodens).

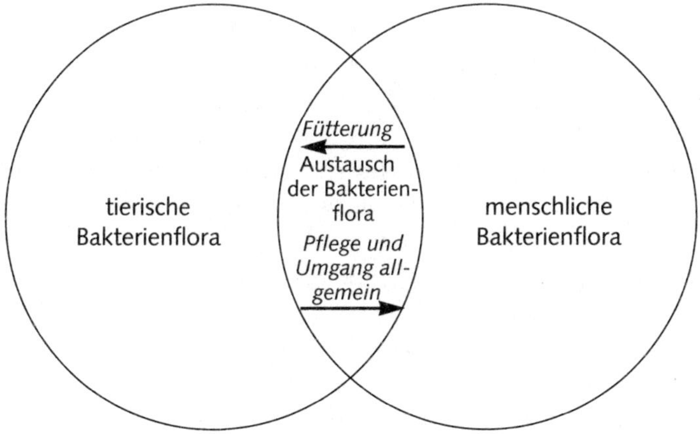

Abb. 2.3 Austausch von Bakterien durch Interaktion von Mensch und Tier

Die Wechselbeziehungen zwischen Mensch und Tier können die jeweils arttypische Bakterienflora[2] verändern. Auf diese Weise kann beim Füttern oder täglichen Umgang mit den Tieren die Bakterienresistenz auf den Menschen übertragen werden.

Viele der für Tiere bestimmten Antibiotika werden ohne tierärztliche Aufsicht von den Landwirten selbst verabreicht. Ein irischer Farmer, den ich befragte, spritzte einem Kalb während unseres Gesprächs Penicillin. Er erklärte mir, das Kalb habe einen verstauchten Knöchel. In der Tierarztpraxis bekam er eine Reihe von Antibiotika, ohne zuvor mit dem Tierarzt gesprochen zu haben, ob eine solche Behandlung überhaupt gerechtfertigt war.

[2] Bakterienflora: physiologische Anwesenheit bestimmter Bakterien auf der Oberfläche (Haut) bzw. im Inneren des gesunden Organismus, einschließlich Atemwege und Verdauungstrakt.

Rezeptfreie Antibiotika dürfen nicht länger an Landwirte abgegeben werden. Alle Antibiotika sollten von einem Tierarzt verabreicht werden, und dies sollte wie beim Menschen nur in Notfällen geschehen. Als Alternative stehen viele wirklich gute homöopathische Tierarzneimittel zur Verfügung. Auch britische Fernsehprogramme haben über die Wirksamkeit der Homöopathie beispielsweise zur Behandlung von Mastitis bei Milchkühen berichtet. Das Buch *A Veterinary Materia Medica* von Dr. G. Mcleod ist ein ausgezeichnetes Nachschlagewerk für jeden, der alternative Behandlungsmöglichkeiten für die verschiedensten Krankheiten der Nutztiere ausprobieren möchte.

Es ist bekannt, daß kleine Mengen Penicillin und Tetracyclin dem tierischen Wachstum förderlich sind. Folglich werden großen Viehbeständen erheblich größere Mengen von Antibiotika verabreicht, und zwar bevorzugt als wachstumsfördernde Mittel und weniger zur Behandlung von Infektionen. Werden aber selbst kleine Mengen Antibiotika kontinuierlich verabreicht, kann dies eine Resistenzentwicklung begünstigen, denn die Bakterien finden Mittel und Wege, sich den Wirkungen des Antibiotikums zu widersetzen. Dieses Beispiel zeigt deutlich, warum ein solcher Einsatz von Antibiotika die Entwicklung der Bakterienresistenz nur fördert.

Die Verwendung von Penicillin und Tetracyclin als wachstumsfördernde Mittel ist mittlerweile in weiten Teilen Europas verboten, nicht jedoch in den Vereinigten Staaten und in anderen Teilen der Welt. Dabei ist dies ein Problem, das weltweit angegangen werden müßte.

Haustierfutter
Eine irische Studie belegt, daß 70 Prozent der Hunde einen Stamm mehrfach-resistenter Escherichia-coli-Bakterien[3] im Kot aufweisen (Monaghan und Mitarbeiter, 1981). Einige dieser Darmbewohner waren gegenüber zwei oder mehr Antibiotika resistent. Das könnte daran liegen, daß handelsüblichem Hundefutter Antibiotika als wachstumsfördernde Mittel beigegeben werden. Selbst kleine Mengen davon begünstigen bereits die Resistenzentwicklung.

Bakterien besitzen die Fähigkeit, gegenüber fast allen Medikamenten, denen sie ausgesetzt sind, resistent zu werden. Diese Resistenz erschwert heute die Behandlung von Infektionen, und dies nicht nur bei Menschen, sondern auch bei Tieren. Der Zusatz von Antibiotika in Tierfutter als wachstumsfördernde Maßnahme trägt maßgeblich dazu bei, daß die Widerstandsfähigkeit der Bakterien andauert und sich weiter ausbreitet. Die Darmbakterien in Nutztieren (Rinder, Schafe, Schweine) und Haustieren (Katzen, Hunde) sind in der Regel nicht nur gegenüber einem oder zwei Antibiotika resistent, sie weisen vielmehr eine Mehrfachresistenz (gegenüber mehreren Antibiotika) auf.

Antibiotika-Resistenz ist ein weltweites Problem, das eine Kooperation zwischen Regierungen, Ärzten, Apothekern, Tierärzten und Landwirten erfordert, über das aber auch die breite Öffentlichkeit aufgeklärt werden sollte. Des weiteren halte ich in diesem Fall die volle Unterstützung der Weltgesundheitsorganisation (WHO) für erforderlich.

[3] Escherichia coli ist ein regelmäßiger Darmbewohner bei Warmblütern (Säugetiere, einschließlich Menschen).

Laborberichte

Die Abb. 2.4 zeigt den krankenhausinternen Laborbefund einer Patientin mit einer Harnwegsinfektion. Wie aus dem Bericht hervorgeht, war *Escherichia coli* das für die Infektion verantwortliche Bakterium (wie so häufig bei Harnwegsinfektionen). Wenn ein Labor ein Bakterium isoliert, testet es außerdem, welche Antibiotika die größte Wirksamkeit bei der Behandlung der Infektion zeigen.

»S« bedeutet, daß E. coli in der Probe empfindlich oder sensitiv auf ein Antibiotikum reagiert. »R« dagegen steht für resistent, und deshalb wäre ein solches Antibiotikum zur Behandlung unwirksam.

Achten Sie auf die Anzahl der »R« im Bericht. Dieser Stamm von E. coli ist gegen neun Antibiotika resistent – es besteht also eine eindeutige Mehrfachresistenz. Empfindlich sind die Bakterien nur gegenüber drei Antibiotika: Netillin, Oflox und Ciproflox. Abgesehen davon, daß diese Medikamente sehr teuer sind, werden sie selten zur Behandlung dieser Erkrankung eingesetzt.

Ein Ergebnis wie dieses, das die Resistenz gegen eine Vielzahl von Antibiotika darlegt, ist äußerst alarmierend. Es ist aber nicht ungewöhnlich. Ich rechne damit, daß schon bald Stämme von *E. coli* nur noch mit einem Antibiotikum behandelt werden können. Und dann wird es auch nicht mehr lange dauern, bis bestimmte Stämme überhaupt nicht mehr abzutöten sind.

Interessanterweise handelt es sich bei der obengenannten Patientin um die Frau eines Milchbauern. Diese Art der Mehrfachresistenz ist häufiger bei Patienten aus der Landwirtschaft festzustellen, vermutlich aus den oben näher erläuterten Gründen (zum Beispiel Einsatz von Antibiotika bei Nutztieren).

Pathologische Abteilung Datum: 03.02.95
[redacted] Krankenhaus Arzt: Dr. John McKenna

Urinprobe Patient: [redacted]

Untersuchung: Kultur + Empfindlichkeit

Bericht: Escherichia coli > 105
Empfindlichkeit

Amp/Amox R	Velocef R	Augmentin R	Trimeth R	Nalidix R	Nitro R
Genta-mycin R	Sulpha R	Amikacin R	Netillin S	Oflox S	Cipro flox S

Abb. 2.4 Urinstatus einer Patientin mit Harnwegsinfektion

Wie werden Bakterien resistent?

Es ist wahrlich faszinierend zu sehen, wie Bakterien Antibiotika – die sogenannten Wunderwaffen – ausschalten. Man kommt nicht umhin, diesen cleveren und intelligenten Mikroorganismen und der Art und Weise, wie sie uns überlisten und unsere Tötungsabsichten durchkreuzen, Respekt zu zollen.

In gewisser Weise ist es unsere eigene beschränkte Denkweise und Arroganz gegenüber der Natur – wir glauben, wir bekommen die Natur unter Kontrolle, indem wir das abtöten, was wir für unnütz oder gefährlich halten –, durch die wir in diese fatale Sackgasse geraten sind. Der Gedanke, daß wir Infektionskrankheiten nicht mehr unter Kontrolle haben, sondern sie uns kontrollieren, ist beängstigend. Diese Krankheiten könnten uns Menschen gar ausrotten.

Unser beschränktes Denken und unser mangelndes Bewußtsein für die Natur zwingen uns heute, die Dinge anders zu betrachten. Wir müssen akzeptieren, daß sogar pathogene, also krankmachende Bakterien eine positive und bedeutsame Rolle in der Natur spielen. Es ist nicht notwendig, daß wir verstehen, was es mit dieser Rolle auf sich hat; wir haben es einfach zu respektieren. Und Respekt ist der Schlüssel zur Lösung des Problems mit der Antibiotika-Resistenz.

Primitive Völker hatten schon immer diesen Respekt vor der Natur. Für sie stehen alle Lebewesen in sinnvollem Zusammenhang mit dem Ganzen, und deshalb versuchen sie, im Einklang mit der Natur zu leben, indem sie die Gesetze der Natur beachten. Diese Menschen sehen sich selbst nicht als etwas anderes oder Besseres als den Rest der Natur. Für uns hingegen ist der Mensch am wichtigsten, wir betrachten ihn in gewisser Weise als etwas Besonderes und gestatten ihm somit, sich über die Natur zu erheben und sie zu kontrollieren. Simple einzellige Mikroorganismen wie die Bakterien haben uns unsere Torheit vor Augen geführt. Sie schaffen es nicht nur, unseren Wunderwaffen zu entkommen, sie erteilen uns gleichzeitig eine überaus gründliche Lektion. Diese Lektion haben wir alle bitter nötig, damit wir endlich von unserem Kontrolldenken abrücken – Kontrolle über die Natur, Kontrolle über Menschen, Kontrolle über Land, Kontrolle über Geld –, um in Harmonie mit der Natur zu leben. Genau das ist es, was wir von den sogenannten Primitiven, deren Lebensweise wir zum Teil schon zerstört haben, lernen können.

Mehr über die Notwendigkeit eines Lebens im Einklang mit der Natur erfahren Sie später. Vorab möchte ich zeigen, wie Bakterien »zurückschlagen«.

Spontane Mutationen

Aufgrund eines Vorgangs, der Spontanmutation genannt wird, können Bakterien seit Jahrhunderten überleben. Hin und wieder kommt es vor, daß genetisches Material mutiert oder sich verändert und ein Gen produziert, das dem Bakterium das Überleben in Gegenwart eines toxischen Stoffes, Antibiotika eingeschlossen, sichert. Bei kleinen Mengen von Antibiotika reicht dies für ihr Überleben aus. Das Antibiotikum tötet das empfindliche oder sensitive Bakterium ab und fördert das Wachstum von Mutanten, die durch das Antibiotikum nicht geschädigt werden können.

In den vierziger Jahren wurde Dr. Fleming bei seinen Experimenten auf diese Mutanten aufmerksam und warnte davor. Er sah schon damals voraus, daß mit zunehmender Anwendung von Antibiotika auch die Zahl dieser Mutationen zunehmen werde. Und er sollte recht behalten! Durch Spontanmutation können die Gene von Bakterien sich anpassen und somit in einer feindlichen Umgebung überleben – ganz schön raffiniert! Dieser Vorgang zeigt, wie eine Veränderung in der Umgebung zu unvorhergesehenen Veränderungen in der Welt der Bakterien führen kann.

Plasmide

Durch den verstärkten Einsatz der Antibiotika wurden die Bakterien sogar noch cleverer. Sie entwickelten neue, verbesserte Überlebensstrategien in Form von Plasmiden. Vor über 20 Jahren im Myone Institute des Trinity College in Dublin hörte ich zum ersten Mal von Plasmiden. Damals wußte ich noch nicht, welche Bedeutung die Plasmide, gerade auch für meine eigene Arbeit, später erlangen würden.

Plasmide sind extrachromosomale Erbträger, die in der

Bakterienzelle meist als autonome, ringförmig angeordnete DNA-Moleküle vorliegen. Sie sind von den Chromosomen nicht abhängig. Plasmide enthalten »neue« Informationen über Veränderungen der Umgebung; insofern verhelfen sie den Bakterien zur einer beschleunigten Anpassung an die stattfindenden Veränderungen. Während die Antibiotika praktisch für alle Menschen erschwinglich wurden und wir uns für die wunderbaren wissenschaftlichen Fortschritte gegenseitig auf die Schulter klopften, waren die Bakterien damit beschäftigt, noch bessere Maßnahmen zu ihrem Schutz zu treffen, und entwickelten zu diesem Zweck die Plasmide.

Plasmide verändern sich andauernd. Ständig verlieren sie Gene, die für das Überleben der Zelle ohne Bedeutung sind, und gleichzeitig erwerben sie immer wieder neue Gene. Die Umgebung bestimmt und selektiert die Gene, die von Nutzen sind und deshalb erhalten werden müssen bzw. jene, die nicht mehr benötigt werden.

Durch unseren Antibiotika-Mißbrauch haben wir zur Entwicklung der Plasmide und zu ihrer zunehmenden Bedeutung beigetragen. Die Hauptaufgabe der Plasmide besteht darin, Bakterien vor der Abtötung durch Antibiotika zu schützen. Bis zu den siebziger Jahren, als das Problem der Resistenz akut wurde, waren sie unbekannt. Plasmide läuteten das Ende der Penicillin-Ära ein und warnten vor dem, was da kommen sollte.

Es ist für Plasmide charakteristisch, daß sie von einer Bakterienzelle zur anderen und von einer Bakterienart zur anderen übertragen werden können. Das ist der Grund, warum Bakterien so schnell gegenüber einem Medikament resistent werden.

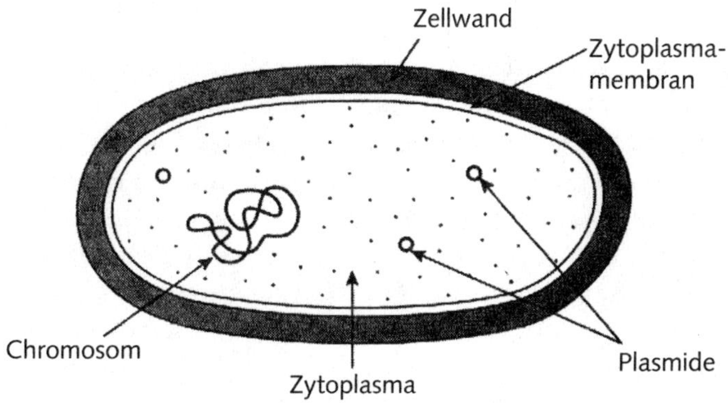

Abb. 2.5 Plasmide (vereinfachte Darstellung)

Japan

Ende der fünfziger Jahre trug sich in einem japanischen Krankenhaus etwas zu, das die gesamte Wissenschaft in Aufregung versetzte. Die Rede ist von einer Geburt, einer ungewöhnlichen Geburt: dem ersten Auftreten einer Mehrfachresistenz gegen Antibiotika. In besagtem Krankenhaus lagen mehrere Patienten mit einer toxischen Bakterienruhr, der sogenannten Shigellose. Die diese Infektionskrankheit hervorrufenden Bakterien waren resistent gegen Tetracyclin, Sulfonamide, Streptomycin und Chloramphenicol. Eine Resistenzeigenschaft gegen mehrere Antibiotika gleichzeitig war bis zum damaligen Zeitpunkt unbekannt. Nun gingen plötzlich die Wellen der Erschütterung hoch.

Südafrika

1966 lagen bereits von mehreren Ländern Berichte über eine solche Mehrfachresistenz vor. In einem südafrikanischen Krankenhaus erwiesen sich zum Beispiel 50 Prozent der aus dem Kot und Urin von Patienten isolierten Escherichia-coli-Bakterien als resistent gegenüber einem oder mehreren Antibiotika. Träger dieser Resistenzinformation waren Plasmide innerhalb der Bakterienzelle. Diese Plasmide wurden zu anderen Bakterienzellen übertragen und bewirkten auch bei ihnen eine Mehrfachresistenz. Mit anderen Worten, die Bakterien gaben ihre Resistenzeigenschaft gegen Antibiotika bereitwillig an andere Bakterien weiter; in dieser Hinsicht sind sie alles andere als egoistisch!

Transposonen

Im Kampf gegen Antibiotika ist den Bakterien jedes Mittel recht. War die Bildung von Plasmiden anscheinend noch nicht clever genug, gingen sie nun dazu über, Transposonen zu entwickeln. Das ist eine noch schnellere und noch effizientere Verbreitung von Resistenzgenen in einer Bakterienpopulation. Transposonen sind noch kleinere DNA-Segmente (genetisches Material) als Plasmide. Ein solches Segment ist in der Lage, von einem Plasmid auf ein Chromosom überzuspringen und umgekehrt. Dabei kann es mühelos Resistenzgene innerhalb einer Bakterienzelle oder von einer Bakterienzelle zur anderen übertragen.

Spontanmutationen, Bildung von Plasmiden und Transposonen sind die wesentlichen Überlebensstrategien der Bakterien im Kampf gegen Antibiotika. Alle diese Mechanismen haben zu der epidemischen Resistenzentwicklung bei Bakterien geführt, von der gegenwärtig viele moderne Krankenhäuser heimgesucht werden.

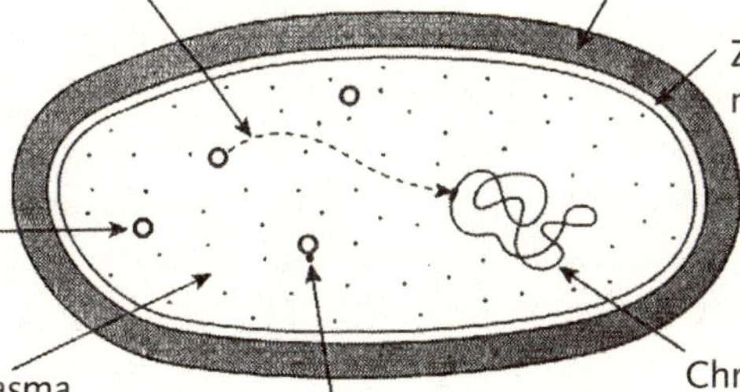

Abb. 2.6 Transposonen (vereinfachte Darstellung)

Hat es schon immer eine Antibiotika-Resistenz gegeben, oder haben wir sie selbst verursacht?

Zur Beantwortung dieser Frage müssen wir die Menschen in den entlegeneren Gebieten der Erde aufsuchen und herausfinden, ob auch sie Träger von Bakterien mit Resistenzgenen gegen Antibiotika sind.

Es sind zahlreiche Studien über die Buschmänner in Südafrika durchgeführt worden. Dieses Eingeborenenvolk hat kaum Kontakt zu Weißen oder anderen Volksstämmen und noch nie Antibiotika genommen. Von den Bakterien in den Stuhlproben dieser Buschmänner sind nur einige wenige resistent. Zu diesem Ergebnis kommen auch Untersuchungen an Naturvölkern in verschiedenen anderen Teilen der Erde.

Bei den Kalahari-Buschmännern trägt nur etwa eine von 50 Bakterien ein Resistenzgen, während es in der europäischen Bevölkerung 20 von 50 sind (siehe Abb. 2.7).

Wir haben also das Resistenzproblem nicht selbst geschaffen, aber wir haben die Entwicklung von resistenten und mehrfach resistenten Bakterien gefördert. Ja, wir haben unwissentlich zugelassen, daß diese Bakterien sich vermehren und ausbreiten konnten.

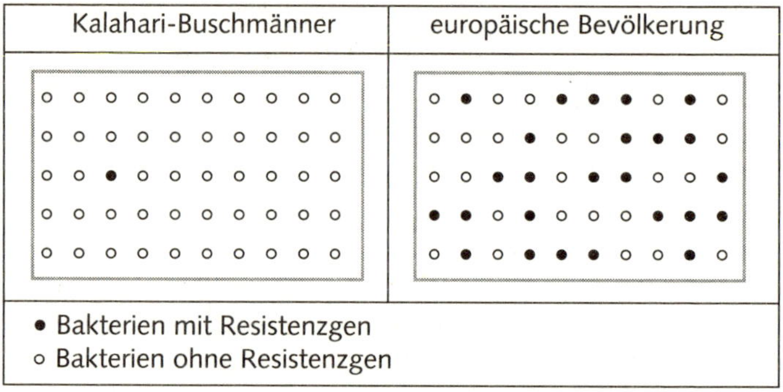

Abb. 2.7 Bakterienresistenz vor und nach Antibiotika-Einnahme (Stuhlproben-Analyse)

Begünstigen Plasmide und Transposonen das Überleben der Bakterien?

Plasmide und Transposonen sind winzige Segmente genetischen Materials, die Resistenzgenen den schnellen Transfer zu anderen Bakterien ermöglichen. Die obige Frage wäre demnach mit »ja« zu beantworten. Die Antwort muß aber sowohl »ja« als auch »nein« lauten. Warum?

Diese extrachromosomalen Elemente lassen alle Bakterien, in denen sie enthalten sind, in Gegenwart eines Antibiotikums überleben; das Überleben der Spezies steht also eindeutig im Vordergrund. Enthält eine Bakterienzelle aber ein oder mehrere Plasmide (und/oder Transposonen), so wirkt sich dies in zweierlei Hinsicht nachteilig auf ihr Überleben aus. Zum einen verbrauchen diese Extragene (Plasmide oder Transposonen) einen Großteil des Energievorrats der Bakterienzelle, so daß weniger Energie für deren Wachstum und Vermehrung zur Verfügung steht. Zum anderen ist die Bakterienzelle mit diesen »Passagieren« weniger virulent, das heißt krankmachend. Ein Mikrobiologe hat die mehrfach resistenten Bakterien einmal als »Krüppel« bezeichnet.

Es hat also Vor- und Nachteile, wenn eine Bakterienzelle mit Resistenzgenen bestückt ist. Durch den Mißbrauch von Antibiotika setzen wir die Bakterien permanent unter Druck, zwingen sie, Resistenzgene aufzuladen. Wenn dieser Druck entfällt, indem wir eine Zeitlang überhaupt keine Antibiotika verwenden, verlieren die Bakterien ihre Plasmide bzw. Transposonen und erlangen wieder ihren ursprünglichen Zustand.

In einem Krankenhaus in Südafrika stellten die Ärzte eine Resistenzentwicklung gegen das Antibiotikum Gentamicin fest. Als sie daraufhin ein weniger gängiges Antibiotikum verwendeten und fünf Jahre lang ganz auf Gentamicin verzichteten, verlor die betroffene Bakterienspezies (*Klebsiella pneumonia, sie* kann eine Lungenentzündung hervorrufen) ihre Resistenzgene und reagierte wieder empfindlich auf Gentamicin. Das Antibiotikum zeigte erneut Wirkung.

Es ist gut, dies zu wissen. Das alles weist darauf hin, daß ein besonnener Einsatz von Antibiotika die Bakterien verändert. Diese Veränderungen haben zur Folge, daß die

Widerstandsfähigkeit der Bakterien abnimmt und ihre natürliche Empfindlichkeit gegen Antibiotika wieder zunimmt. Dies ist ein schönes Beispiel für den in der Natur stattfindenden Ausgleich.

Die Folgen der Resistenz

Wie mit allem im Leben steht es uns frei, ob wir die Dinge positiv oder negativ betrachten. Die negative Seite der Resistenz kommt in der Fachliteratur deutlich zur Sprache, besonders in US-amerikanischen Schriften oder in Interviews mit Ärzten im amerikanischen Fernsehen. Das Resistenzproblem wird als eine Plage der Menschheit dargestellt, die uns alle innerhalb kürzester Zeit ausrotten kann. Das mag durchaus zutreffen, doch wenn wir das Problem geschaffen haben, können wir es mit Sicherheit auch wieder lösen.

Positiver betrachtet, könnte man die Resistenz als getarnten Segen für die Menschheit bezeichnen, ein Segen insofern, als uns das Problem innehalten läßt und zum Nachdenken zwingt. Es bringt uns dazu, verantwortungsbewußter zu handeln (indem wir zum Beispiel bei Husten oder Erkältung nicht sofort zu einem Antibiotikum greifen). Es zwingt uns alle, uns nicht nur über Antibiotika, sondern über die schädlichen Wirkungen sämtlicher Arzneimittel zu informieren. Wir sind aufgefordert, in unserem Leben Entscheidungen zu treffen. Auf einer subtileren Ebene stellt dieses Problem der Resistenz unsere Vorstellung von uns selbst und von der Welt in Frage, denn es wird zunehmend schwieriger, uns selbst als klüger und wissender als einzellige Bakterien zu sehen und uns für völlig unabhängig von ihnen zu halten. Die Resistenz läßt uns an unserem Kontrollkonzept zweifeln, nicht nur, was die Kontrolle über die Natur betrifft, sondern auch die Kontrolle über viele andere Dinge im Leben.

Kontrolle über alles und jeden funktioniert sowieso nie. Wenn wir einen kurzen Blick auf all das Schöne werfen, was sich in Bakterien, Menschen und in der Natur im gesamten abspielt, dann werden wir begreifen, daß die Kontrolle verhindert, daß sich dieses Schöne offenbart. Die Resistenz mahnt uns, mehr mit der Natur und mit uns selbst in Einklang zu sein; wir werden dadurch also bewußter.

Im vorigen Kapitel, Sie erinnern sich, ging es um die Laboruntersuchung einer Urinprobe. Die Analyse ergab, daß der in der Probe enthaltene Stamm von *E. coli* gegenüber den meisten Antibiotika resistent war. Ich behandelte die Patientin seinerzeit mit dem Saft der *cranberry* (kultivierte Preiselbeere, ihr Saft erwies sich in zahlreichen Studien als wirksames Mittel zur Behandlung von Harnwegsinfektionen), zusätzlich mit einer homöopathischen Injektionslösung, die Echinacea enthielt, und mit hochdosiertem Vitamin C. Eine zwei Wochen später erneut angelegte Kultur zeigte keine Vermehrung von *E. coli*. Die Behandlung hatte angeschlagen.

Zusammenfassung

Die Resistenz gegen Antibiotika ist ein großes Problem des öffentlichen Gesundheitswesens. Selbst im Kampf gegen gewöhnliche Infektionen wie Mandelentzündung (Tonsillitis), Ohrentzündungen und Harnwegsinfektionen stellt sie eine Bedrohung dar.

Aufgrund der Schwere des Problems, seiner weltweiten Bedeutung und der Tatsache, daß es in der breiten Öffentlichkeit noch immer auf mangelndes Verständnis stößt, hat sich vor einiger Zeit in den Vereinigten Staaten eine Organisation gegründet, die sich *Alliance for the Prudent Use of Antibiotics* nennt. Erklärtes Ziel dieser Arbeitsgemeinschaft ist es, die Bevölkerung zu einem verantwortungsbewußteren Umgang mit Antibiotika zu animieren und für einen verbesserten Einsatz dieser Arzneimittel zu werben, und zwar durch Veröffentlichung von Forschungsergebnissen aus aller Herren Ländern. Des weiteren hat sie es sich zur Aufgabe gemacht, »Aufklärungsunterricht« zu erteilen für Ärzte, Patienten, Tierärzte, Landwirte, Apotheker, pharmazeutische Unternehmen ebenso wie für Laien. Diese Art von internationaler Zusammenarbeit, die alle einschließt, die am Gebrauch von Antibiotika Interesse haben, ist ein absolutes Muß.

3. Gebrauch und Mißbrauch von Antibiotika

Antibiotika sind seit annähernd 50 Jahren in Gebrauch; in großen Mengen produziert werden sie aber erst in den letzten Jahren. Was haben wir eigentlich vor dem Aufkommen dieser Medikamente gemacht? Unser Überleben in den kommenden Jahren hängt entscheidend von der Beantwortung dieser Frage ab, denn immer mehr gewöhnliche Infektionen wie Mandelentzündung, Mittelohrentzündung und Harnwegsinfektionen werden bald nicht mehr mit Antibiotika zu behandeln sein.

Vor 1940 gab es keine Antibiotika. Wie handhabten Eltern damals leichte Infektionen ihrer Kinder? Wie behandelten Ärzte schwerere Infektionen?

Offensichtlich ging man mit gesundem Menschenverstand ans Werk: zuerst tat man möglichst wenig, um die natürliche Abwehrtechnik des Körpers zuzulassen und dadurch die körpereigene Widerstandskraft zu stärken. Ein Eingreifen wurde nur dann erforderlich, wenn der Körper im Kampf gegen die Bakterien zu unterliegen drohte.

Im großen und ganzen vertrauten die Menschen auf pflanzliche Medizin und Hausmittel. In Irland hatte die Pflanzenmedizin eine lange Tradition, zur Behandlung von Infektionen war jeweils ein Arzt oder Kräuterkundiger gleich zur Stelle. Wie in vielen anderen Kulturen wurde das Wissen um Anbau und Verwendung von pflanzlichen Mitteln von Generation zu Generation weitergegeben. Die Ärzte vertrauten in hohem Maße auf natürliche Substanzen wie Eisen, Quecksilber und Antimon. In Deutschland wurde die Homöopathie stark betrieben. Viele Ärzte wurden in der Kunst der Homöopathie unterwiesen, und es gab auch eine Reihe von homöopathisch arbeitenden Laien.

In Europa und Nordamerika erfreute sich das homöopathische Heilverfahren ab Mitte des 19. Jahrhunderts bis zur Jahrhundertwende sehr großer Beliebtheit. Anfang dieses Jahrhunderts jedoch sicherte sich die *American Medical Association* (AMA) eine starke politische Lobby, um viele homöopathisch orientierte Hochschulen und Krankenhäuser zu schließen. 1920 war die Zahl dieser Krankenhäuser bereits auf klägliche sieben gesunken.

Der unaufhaltsame Aufstieg der Schulmedizin war eng verknüpft mit dem Wachstum der pharmazeutischen Industrie. Die AMA hatte einen starken Verbündeten gefunden; nur so läßt sich ihre beachtliche politische Schlagkraft erklären. Das erklärt vielleicht auch, warum die meisten medizinischen Forschungsarbeiten von pharmazeutischen Unternehmen gesponsert werden und warum Medizinstudenten vorrangig im Fach Pharmakologie (Arzneimittellehre) unterrichtet werden.

1928 machte Alexander Fleming seine mittlerweile berühmte Entdeckung, die zur Herstellung von Penicillin führte. Fleming konnte nachweisen, daß ein Schimmelpilz namens *Penicillium notatum* das Wachstum bestimmter Bakterien (*Staphylococcus spp.* und *Streptococcus spp.*) stoppte. 17 Jahre lang nahm davon niemand sonderlich Notiz.

1935 bewies ein deutscher Forscher, daß mit Streptokokken infizierte Mäuse durch ein Färbemittel namens

Prontosil Rot geheilt werden konnten. Prontosil Rot war der Vorläufer einer Gruppe von Antibiotika-ähnlichen Arzneimitteln, den sogenannten Sulfonamiden. Diese Medikamente werden auch heute noch verwendet.

Erst 1945 setzten Florey und Chain die von Fleming begonnenen Forschungen fort. Sie reinigten das Penicillin und konzentrierten es für erste klinische Versuche. Es gelang ihnen auch, die Wirksamkeit von Penicillin gegen verschiedene bakterielle Infektionen wie Diphterie, Wundstarrkrampf (Tetanus) und Milzbrand nachzuweisen. Als direktes Ergebnis ihrer Arbeit wurden Antibiotika klinisch verwendet und für die Massenproduktion weiterentwickelt. Als die chemische Formel von Penicillin endlich entschlüsselt war, konnten Chemiker und Biochemiker Antibiotika künstlich im Labor herstellen. Folglich sind viele Antibiotika, die heute im Umlauf sind, synthetisch hergestellt.

Vor 1940 gründete sich die Behandlung von gängigen Infektionen auf:

- Heilkräuter
- Homöopathie
- Hausmittel
- gesunden Menschenverstand

Nach 1940 begann die Ära der Antibiotika. Sie war gekennzeichnet durch ein nachlassendes Vertrauen auf natürliche Heilmethoden und eine zunehmende Abhängigkeit von Arzneimitteln einschließlich Antibiotika. Mittlerweile ist diese Abhängigkeit so groß geworden, daß manche Menschen völlig hilflos sind, wenn zum Beispiel ihr Kind erkrankt. Erst jetzt fangen wir an, unsere Torheit zu begreifen – jetzt, da die breite Öffentlichkeit erneut ein wachsendes Interesse an dem Wiedererlernen alter Heilmethoden zeigt.

Antibiotika erweisen sich heute als nutzlos

Antibiotika sind potentiell lebensrettende Arzneimittel, die einen ungeheuren Fortschritt in der medizinischen Wissenschaft darstellen. Als sie zum ersten Mal auftauchten, glaubten alle, die Menschheit sei nun von der Geißel der Infektionskrankheiten befreit und könne fortan in einer Welt leben, die praktisch frei von Infektionen sein würde.

Die Wahrheit sah leider anders aus. Antibiotika sind mittlerweile von den Bakterien, die sie ja eigentlich abtöten sollten, nutzlos gemacht worden. Die Widerstandsfähigkeit der Bakterien nimmt in einem so bedrohlichen Maße zu, daß viele Krankenhausärzte äußerst pessimistisch in die Zukunft blicken.

Erst kürzlich hörte ich eine Ärztegruppe in New York über eine neue Tuberkuloseepidemie in den Vereinigten Staaten reden. Ihren Worten zufolge erweist sich dieser letzte Ausbruch von Tbc als äußerst schwer behandelbar, weil der Erreger *Mycobacterium tuberculosis* inzwischen gegen die meisten Standardmedikamente mehrfachresistent ist. Folglich sind Patienten mit dieser Tbc-Form derzeit unbehandelbar. Auch in Europa warnen die Ärzte inzwischen vor der bedrohlichen Zunahme der Bakterienresistenz gegenüber Antibiotika und empfehlen den Allgemeinmedizinern ganz dringend, beim Verschreiben wesentlich mehr Vorsicht walten zu lassen. Sie als Patient können Ihren Arzt darin unterstützen, indem Sie mit ihm über Alternativen sprechen und nach natürlichen Heilmitteln fragen.

Leider sieht es mittlerweile so aus, daß Antibiotika zu einer ernsten Gefahr des öffentlichen Gesundheitswesens geworden sind und daß gängige Infektionskrankheiten schon bald gar nicht mehr auf Antibiotika ansprechen. Durch den häufigen Gebrauch bzw. Mißbrauch von Antibiotika haben wir die Tatsache aus den Augen verloren, daß die Natur auf ihre Weise zurückschlägt, indem sie mehrfachresistente Bakterienstämme produziert. Es ist eine Ironie des Schicksals, daß wir uns der Natur und der Naturmedizin zuwenden müssen, um einen Ausweg aus diesem Dilemma zu finden. Ich möchte Ihnen in diesem Buch effektive Methoden zur Behandlung von Infektionen vorstellen. Diese Methoden sind nicht nur frei von unerwünschten Nebenwirkungen, sie führen auch aller Voraussicht nach in den nächsten Jahren nicht zu einer Bakterienresistenz.

Die Gefahren eines übermäßigen Einsatzes von Antibiotika

Resistenz

Wenn Antibiotika, wie z. B. das Penicillin, unangemessen oder über einen zu kurzen Zeitraum verwendet werden, können Bakterien resistent werden. Diese resistenten Bakterienstämme sind dann, sobald sie das nächste Mal mit Penicillin in Kontakt kommen, in der Lage, dessen Wirkung aufzuheben. Auf diese Weise wird das Medikament unwirksam. Wenn viele verschiedene Bakterienarten eine Resistenz gegenüber Penicillin entwickeln, wird das Medikament unbrauchbar. Folglich müssen noch stärkere Antibiotika synthetisch hergestellt werden. Die Resistenzentwicklung schreitet allerdings wesentlich schneller voran als die Entwicklung neuer Antibiotika.

Allergische Reaktionen
Der übermäßige Einsatz von Antibiotika hat zu einem gehäuften Auftreten von Allergien geführt. Diese allergischen Reaktionen reichen vom Nesselausschlag bis zur Ödembildung, vom Bronchospasmus (Krampf der Luftwege) bis zum Schock.

Darmbeschwerden
Antibiotika wie Tetrazykline und Amoxycillin können die Darmflora, insbesondere die »guten« Darmbakterien wie *Lactobacillus acidophilus* und *Bifidobacterium bifidus,* so aus dem Gleichgewicht bringen, daß Darmbeschwerden wie Durchfall (Diarrhöe), Blähungen und Blähbauch auftreten. Vieles deutet heute darauf hin, daß eine beeinträchtigte Darmflora bei der Entstehung von Darmerkrankungen wie *Colitis ulcerosa* (schwerwiegende Entzündung des Dickdarms mit Eiterung und Geschwürbildung) und Darmkrebs eine wichtige Rolle spielt.

Ein weiteres Problem stellt das übermäßige Wachstum von Hefe und Pilzen dar, das zu Candidosen des Darms führt. Dies ist inzwischen das Hauptproblem in der westlichen Welt und eindeutig auf den Mißbrauch von Antibiotika zurückzuführen. Die Candidose trat früher nur bei Menschen mit schwachem Immunsystem auf, zum Beispiel bei Säuglingen, deren Abwehrsystem sich noch in der Entwicklung befindet, bei Älteren, deren körpereigene Abwehrtechnik nicht mehr so gut funktioniert, und bei Patienten, deren Immunsystem aus bestimmten Gründen (z. B. aufgrund einer Langzeitbehandlung mit Steroiden) geschwächt ist. In den letzten Jahren sind alle Altersgruppen und alle Personengruppen von der Candidose des Darms betroffen. Wahrlich ein Grund zur Sorge, denn diese Tatsache läßt darauf schließen, daß das menschliche Immunsystem ernsthaft in Gefahr ist.

Fallbeispiel 3
Sarah: Bauchschmerzen und Appetitlosigkeit

Die 6jährige Sarah litt seit drei Monaten unter Bauchweh und Appetitlosigkeit. Vor dem Einsetzen dieser Symptome war sie wegen äußerst hartnäckiger Ohrentzündungen viermal mit Antibiotika behandelt worden. Meine Diagnose lautete auf Dysbiose (gestörtes Gleichgewicht zwischen den einzelnen Bakterienarten im Darm). Also ordnete ich an, die Ernährung umzustellen: kein Zucker und keine industriell verarbeiteten Nahrungsmittel, statt dessen probiotischen Joghurt und Molke. Zusätzlich verabreichte ich dem Mädchen auf sie abgestimmte homöopathische Mittel. Darauf hörten die Bauchschmerzen auf, der Appetit kam zurück, und auch die Entzündungen im Ohr verschwanden.

Ein typischer Fall, wie er häufig bei Kindern auftritt, denen ein oder mehrere Antibiotika, vor allem Breitband-Antibiotika[4] (z. B. Tetrazykline und Amoxycillin), verabreicht worden sind. Antibiotika schädigen nämlich auch die »guten« Bakterien im Verdauungstrakt, die eine Reihe von

[4] Ein Breitband-Antibiotikum, auch Breitspektrum-Antibiotikum genannt, ist ein Antibiotikum, das gegen eine Vielzahl von verschiedenen Erregern wirksam ist. Ein Schmalspektrum-Antibiotikum ist dagegen ein gegen wenige Erregergruppen wirksames Antibiotikum.

Vitaminen produzieren, die der Körper zur Gesunderhaltung benötigt.

Außerdem können diese Medikamente das Immunsystem schwächen. Bestimmte Antibiotika, so auch Tetrazykline und Sulfonamide, hindern die weißen Blutkörperchen daran, Krankheitserreger anzugreifen und zu zerstören. Andere Antibiotika verhindern die Bildung von Antikörpern und schwächen somit das körpereigene Abwehrsystem (Hauser und Remington, 1982). Auch wird einigen Antibiotika nachgesagt, daß sie die Anfälligkeit für Infektionen erhöhen. Studien aus dem Jahre 1974 (Diamont und Diamont) und neuere Untersuchungen aus dem Jahre 1991 (Cantekin und Mitarbeiter) belegen, daß unter Ohrenschmerzen leidende Kinder, die – vor allem in den ersten Tagen – mit Antibiotika behandelt wurden, weitaus häufiger Probleme mit den Ohren hatten als die Kinder, die erst Tage später medikamentös oder mit Plazebo behandelt wurden. Selbst unter Schulmedizinern ist es mittlerweile üblich, Ohrenschmerzen entweder verzögert oder gar nicht zu behandeln.

Das Obengesagte untermauert weitere Studien, die belegen, daß Antibiotika die körpereigenen Abwehrkräfte gegen eine Infektion schwächen und somit die Voraussetzungen für eine erneute Infektion schaffen.

Spezielle Probleme mit bestimmten Antibiotika

Chloramphenicol

Es ist ganz und gar nicht ungewöhnlich, daß der Wirkstoff Chloramphenicol die Bildung weißer Blutkörperchen vermindert, insbesondere die der großen weißen Blutkörperchen mit feinkörnigem Protoplasma (Granulozyten), die gegen Erreger vorgehen, die in den Körper eindringen. In seltenen Fällen (etwa 1:100 000) kann Chloramphenicol durch die unterdrückte Blutbildung des Knochenmarks zum Tode führen. Aus diesem Grund wurde der Wirkstoff in Europa und Nordamerika vom Markt genommen, während er in vielen afrikanischen Ländern noch immer im Einsatz ist.[5]

Tetrazykline

Bei Tetrazyklinen handelt es sich um eine Gruppe chemisch verwandter Breitband-Antibiotika, die unter verschiedenen Handelsnamen als Fertigarzneimittel erhältlich sind, zum Beispiel Achromycin, Mysteclin, Suprazyklin, Tetrazyklin, Tetralution usw. Bei Föten und Kindern bis zu sieben Jahren können sie das Knochenwachstum und die Zähne schädigen. Tetrazykline werden in Knochen und Zähne eingelagert, weil der Wirkstoff Kalziumphosphat bindet. Das führt zu bleibenden Zahnschmelzschädigungen (mit Vertiefungen) sowie Zahnverfärbungen (gelbe und/oder braune Zähne) und einer größeren Anfälligkeit für Löcher in den Zähnen.

[5] Zumindest in Kontinentaleuropa ist Chloramphenicol therapeutisch noch immer relevant, z. B. bei Meningitis durch *Haemophilus influenzae* sowie Infektionen durch Salmonella *typhi* und *paratyphi*. Die oralen Formen von C. werden mit Hinblick auf möglicherweise entstehende periphere Neuropathien prophylaktisch zusammen mit B-Vitaminen angeboten. Der Wirkstoff ist in Deutschland in Augen-/Ohrentropfen und Augensalben enthalten (Anm. d. Übers.).

Tetrazykline sind dafür bekannt, daß sie den Haushalt bestimmter B-Vitamine negativ beeinflussen, indem sie deren Resorption in den Darm stören. Des weiteren können sie die Darmflora aus dem Gleichgewicht bringen und vor allem bei Langzeitgebrauch Durchfall verursachen. Seltener kommt es zu einer Hirndrucksteigerung, die mit Kopfschmerzen, Übelkeit und Erbrechen einhergehen kann und als benigne intrakranielle Hypertension bezeichnet wird.

Tetrazykline zählen also keineswegs zu den harmlosen Antibiotika. Häufig werden sie zur Langzeitbehandlung der Teenagerakne für 3 bis 6 Monate, in einigen Fällen auch für ein ganzes Jahr verschrieben. Ich finde es sehr beunruhigend, daß es Menschen gibt, die diese Gruppe von Antibiotika über einen so langen Zeitraum einnehmen.

Aminoglykoside

Die Gruppe der Aminoglykosid-Antibiotika umfaßt das Tuberkulostatikum Streptomycin sowie Gentamicin, Kanamycin, Tobramycin, Neomycin und Amikacin. Zum Einsatz kommen sie im allgemeinen bei Infektionen der Harnwege, bei Peritonitis (Bauchfellentzündung) sowie Wundinfektionen nach Darmoperationen. Diese besondere Gruppe von Antibiotika ist toxisch, sie kann wegen ihrer ohrschädigenden Wirkung Taubheit verursachen. Neben Nierenschäden kann es zu Hautausschlägen und arzneimittelbedingtem Fieber kommen.

Sulfonamide

Die Sulfonamide können gefährliche Nebenwirkungen auslösen, unter anderem allergische Reaktionen unterschiedlichster Art wie Hautausschlag, Fieber, Hepatitis, Mangel an weißen Blutkörperchen, zyanotische (bläulich verfärbte) Haut, aplastische Anämie (Anämie durch verminderte Produktion von roten Blutkörperchen) sowie Durchfall und die Bildung von Kristallen im Harn. Sulfonamide sind auch dafür bekannt, daß sie eine Entzündung der Bauchspeicheldrüse (Pankreatitis) und Diabetes mellitus (Zukkerkrankheit) auslösen.

Zu den weniger gefährlichen Nebenwirkungen zählen Unwohlsein, Kopfschmerzen, Übelkeit und Erbrechen, die in der Regel aber nur von kurzer Dauer sind. Sulfonamide werden als Fertigarzneien zum Beispiel unter folgenden Namen angeboten: Bactrim, Cotrim, Harnosal, Brandiazin.

Gründe für den Mißbrauch von Antibiotika

Bei den Antibiotika ist es von allergrößter Wichtigkeit, daß wir aus den Fehlern der Vergangenheit lernen. Nur dann können wir in Zukunft neue Fehler vermeiden. Dazu müssen wir aber erst einmal begreifen, wo und warum wir etwas falsch gemacht haben.

Antibiotika werden häufig gegen virale Infektionen wie Erkältungen, grippale Infekte, Drüsenfieber, Herpesinfektionen und Magen-Darm-Katarrh verschrieben. Wie bereits im vorigen Kapitel erwähnt, sind Antibiotika bei viralen Infektionen nutzlos, da sie Viren weder abtöten noch an ihrer Ausbreitung hindern. Manchmal schwächt eine virale Infektion das Immunsystem, insbesondere bei bestimmten Risikogruppen wie alten und sehr jungen Menschen, Frischoperierten oder Verletzten. Infolgedessen zieht die virale Infektion bisweilen eine bakterielle Infektion nach sich, und das ist häufig der Grund, warum ein Antibiotikum gegen Virusinfektionen verordnet wird. Mit Sicherheit wäre es vernünftiger, abzuwarten, ob sich eine bakterielle Infektion entwickelt, und vorsichtshalber das Immunsystem des Betroffenen zu stärken, damit es erst gar nicht zu einer bakteriellen Infektion kommt.

Antibiotika werden auch gegen relativ leichte Infektionen verschrieben, obwohl in diesen Fällen einfachere Maßnahmen angebrachter wären. In vielen Fällen muß eine Infektion überhaupt nicht behandelt werden, da der Organismus selbst dagegen vorgeht. Falls nötig, kann diese körpereigene Abwehr jedoch durch natürliche Mittel unterstützt werden. Es ist wichtig, den Körper gegen eine Infektion ankämpfen zu lassen, denn auf diese Weise kann eine natürliche Widerstandskraft gegen die betreffende Infektion aufgebaut werden. Nur wenn der Organismus diesen Kampf eindeutig nicht gewinnt, sollte eingegriffen werden. Es gilt auch zu bedenken, daß viele Antibiotika die Bakterien nicht komplett vernichten, wie allgemein angenommen wird, sondern lediglich deren Wachstum hemmen. Den Rest muß dann das körpereigene Immunsystem besorgen.

Antibiotika sollten die letzte Rettung und nicht erste Wahl sein. In diesem Buch werden Methoden beschrieben, die sich im Anfangsstadium einer Infektion bewährt haben. Falls diese Maßnahmen versagen, kann immer noch auf Antibiotika zurückgegriffen werden. Auf diese Weise bleiben Antibiotika die Ausnahme und werden nicht zur Regel, und die Bakterienresistenz wird in Zukunft kein so großes Problem mehr sein.

Was tun, wenn Antibiotika unumgänglich sind?

Es gibt eine Reihe von Maßnahmen, mit denen sich die unerwünschten Nebenwirkungen eines Antibiotikums kompensieren lassen und die gleichzeitig die optimale Wirksamkeit des Arzneimittels garantieren:

- Zusammen mit dem Antibiotikum fermentierte Milchprodukte (z. B. probiotischen Joghurt, Sauermilch usw.) oder fertige Milchsäurepräparate zu sich nehmen, zum Beispiel Acidophilus-Keime als Granulat, um die Schädigung der Darmflora möglichst gering zu halten.
- Zur Aktivierung des körpereigenen Abwehrsystems ein Stärkungsmittel nehmen, denn es gibt einige Hinweise darauf, daß Antibiotika verschiedene Teile des Immunsystems lahmlegen. (Substanzen zur Stärkung des Immunsystems werden in Kapitel 6 besprochen.)
- Zusammen mit dem Antibiotikum Vitamin C einnehmen, da dieses Vitamin bekanntlich die Blutspiegel bestimmter Antibiotika erhöht und somit deren Wirksamkeit steigert. Ich empfehle als tägliche Dosis 2000 bis 3000 mg.
- Das Antibiotikum wie vorgeschrieben einnehmen, da ein vorzeitiger Abbruch der Behandlung die Resistenzentwicklung der Bakterien fördert und die Behandlung bei einem wiederholten Auftreten der Krankheit erschwert.
- Vor dem Einnehmen eines Antibiotikums darauf bestehen, über alle Nebenwirkungen aufgeklärt zu werden. Ihr Arzt oder Apotheker sollte Sie in dieser Hinsicht kompetent beraten können.

Fallbeispiel 4
Gerard: wiederholt auftretende Ohrentzündungen und Bronchitis

Der 7jährige Gerard litt unter ständig wiederkehrenden Ohrentzündungen und Bronchitis, als ihn seine Mutter zu mir brachte. Der Kinderarzt hatte ihn bei jeder erneuten Infektion gleich mit Antibiotika behandelt. Die Mutter reichte mir eine Liste der verabreichten Arzneimittel mit den Daten der jeweiligen Verordnung. (Folgen Sie dem Beispiel von Gerards Mutter, und notieren Sie alle Ihnen verschriebenen Medikamente unter Angabe des Datums.) Die Liste las sich wie folgt:

Datum	*Verschreibung*
11. 02. 1993	Distaclor
18. 03. 1993	Erythroped
17. 05. 1993	Augmentin (in Deutschland als Augmentan erhältlich)
30. 05. 1993	Septrin
10. 06. 1993	Distaclor
10. 07. 1993	Septrin
15. 07. 1993	Augmentin
01. 09. 1993	Augmentin
10. 09. 1993	Augmentin
27. 09. 1993	Distaclor
23. 12. 1993	Augmentin
04. 01. 1994	Septrin
24. 02. 1994	Erythroped
27. 02. 1994	Distaclor

Also 14 Antibiotika innerhalb eines Jahres – für einen kleinen Jungen. Das ist erschreckend, aber längst nicht der schlimmste Fall, der mir begegnet ist. Als ich Gerard zur

Untersuchung ins Labor schickte, stellte sich heraus, daß seine Bakterienflora extrem aus dem Gleichgewicht geraten und auch seine Bauchspeicheldrüse stark geschädigt war. Eine Nahrungsumstellung, homöopathische Mittel zur Stärkung seines Immunsystems, hochdosiertes Vitamin C sowie Joghurt mit lebenden Bakterienkulturen haben dem Kind sehr geholfen. Seitdem er zu mir in die Praxis kommt, benötigt er keine Antibiotika mehr und leidet auch nicht mehr unter Infektionen. Das ist das Schöne an der Naturheilkunde. Man kann so vielen Menschen helfen, indem man sie von herkömmlichen Arzneimitteln abbringt und auf bewährte Heilmittel umstellt.

Der Fall Gerard zeigt ein Verschreibungsmuster, das immensen Schaden anrichtet, nicht nur bei den Patienten, die unter den Nebenwirkungen dieser Arzneimittel zu leiden haben, sondern auch bei den Ärzten, deren Glaubwürdigkeit erschüttert wird. Die Tatsache, daß eine solche Menge an Antibiotika einem kleinen Jungen verschrieben wird, ist schockierend und beweist einmal mehr, wie sinnlos es ist, angehende Ärzte weiterhin nur in Arzneimittelkunde zu unterrichten. Dringend erforderlich ist dagegen eine Schulung im Gebrauch natürlicher Heilverfahren. Interessanterweise würden die meisten Medizinstudenten und Ärzte eine solche Ausbildung begrüßen. Mit unserer Hilfe kann es dazu kommen.

4. Schulmedizinische und alternative Therapieansätze

Der schulmedizinische Therapieansatz bei Infektionen

Die Schulmedizin ist in starkem Maße krankheitsorientiert, fast so sehr, daß sie die Krankheit vom Patienten getrennt betrachtet. Infolgedessen steht bei Infektionen der Heilungsaspekt im Vordergrund – es werden Arzneimittel eingesetzt, die die Bakterien oder die Pilze abtöten sollen. Wenn sich also zwei Patienten mit derselben Infektion, zum Beispiel einer von Streptokokken hervorgerufenen Halsentzündung, vorstellen, werden sie auf die gleiche Weise behandelt.

Bei diesem kurativen oder antimikrobiellen Behandlungsansatz wird selten nach den Gründen für das Auftreten der Infektion geforscht. Diese Gründe herauszufinden ist jedoch äußerst wichtig, wenn es um präventive Maßnahmen geht. Das Auftreten von Infektionen und insbesondere der Zeitpunkt ihres Auftretens können verschiedene Gründe haben: bei einem Patienten liegt es am geschwächten Immunsystem, bei dem anderen an der Mangelernährung und beim dritten an emotionalem Streß oder traumatischen Erlebnissen. Die Schulmedizin setzt Antibiotika nicht nur zur Behandlung der Erstinfektion ein, sondern bei allen anderen Infektionen, die folgen. Falls ein Antibiotikum nicht anschlägt, werden weitere ausprobiert.

Trotz der mit diesen Arzneimitteln verbundenen Nebenwirkungen werden Antibiotika häufig ohne weiteres verschrieben. Wenn Ärzte nur diesen speziellen Therapieansatz bei Infektionen lernen, dann ist das ein echter Schwachpunkt in der Medizinerausbildung. Viele Allgemeinmediziner können nicht anders; sie sitzen in der Falle. Ihre Ausbildung konzentrierte sich auf die Verwendung von Arzneimitteln, doch viele von ihnen fühlen sich zunehmend unwohl mit diesem medikamentösen Behandlungsansatz und suchen nach Alternativen. Sie als Patient können Ihrem Arzt helfen, diese Alternativen zu finden.

Da die Schulmedizin im wesentlichen auf eine kurative und nicht auf eine präventive Behandlung ausgerichtet und dieser Therapieansatz mit Nebenwirkungen verbunden ist, kommen viele Patienten zu mir in die Praxis. Sie wissen, daß ich mich einer Heilweise verschrieben habe, die sicherer und natürlicher ist.

Die Schulmedizin

- ist auf eine kurative Behandlung ausgerichtet
- ist nicht ganzheitlich orientiert; forscht nicht nach den Ursachen
- hat Nebenwirkungen

Der alternative Therapieansatz bei Infektionen

Die alternative Medizin ist wesentlich stärker patientenorientiert. Sie sieht den Patienten in seiner gesamten Persönlichkeit und trägt der Tatsache Rechnung, daß der Mensch nicht nur einen physischen Körper hat, sondern auch einen

Geist oder Mentalkörper (mit speziellen Denkmustern, die unsere Sichtweise dem Leben gegenüber beeinflussen). Sie gesteht uns auch einen emotionalen Körper zu, der mit unserem physischen Körper in Wechselwirkung steht (z. B. läßt Ärger den Blutdruck erheblich ansteigen), sowie eine Seele oder einen spirituellen Körper, der unser wahres Selbst ausmacht. Jeder medizinische Ansatz, der diese verschiedenen Seinsebenen anerkennt und behandelt, erleichtert das Verständnis der Ursachen zahlreicher Krankheiten und das Funktionieren von uns Menschen. Ein schönes Beispiel für das komplexe Zusammenwirken von Körper und Geist wird in Kapitel 10 (Bedeutung von Streß) gegeben.

Da die alternative Medizin vom Ansatz her sehr breitgefächert ist, kann sie sowohl eine kurative als auch eine präventive Behandlung gewährleisten, wobei die präventive Seite wahrscheinlich sogar stärker ausgeprägt ist als die kurative, denn es geht bei diesem Therapieansatz nicht nur um die Krankheitssymptome, sondern um die zugrundeliegenden Ursachen einer Infektion. Folglich ist die alternative Medizin oft besser in der Lage, das Wiederauftreten einer Krankheit zu verhindern. Die Behandlung mit natürlichen Heilmitteln zur Stärkung des Immunsystems, mit bestimmten homöopathischen Mitteln und Vitaminen und/oder Mineralstoffen zur Nahrungsergänzung trägt wesentlich dazu bei, daß eine Krankheit nicht mehr aufflackert.

Die alternative Medizin informiert die Patienten und gibt ihnen mehr Kontrolle über ihre Gesundheit. Sie durchbricht außerdem den Teufelskreis der Abhängigkeit von Antibiotika. Da die alternativen Heilmittel natürlichen Ursprungs sind, haben sie meist auch keine Nebenwirkungen. (Auf die Nebenwirkungen wird in jedem Abschnitt dieses Buches eingegangen.)

Die alternative Medizin

- ist auf eine kurative und präventive Behandlung ausgerichtet
- ist ganzheitlich orientiert
- hat kaum oder gar keine Nebenwirkungen

Obwohl die beiden medizinischen Ansätze Schulmedizin und Alternativmedizin recht unterschiedlich sind, verfolgen sie dasselbe Ziel: Sie versuchen Ihnen als Patient zu helfen. Wenn Ärzte beider Richtungen stets den Patienten in den Vordergrund und ihre persönlichen Interessen in den Hintergrund stellen, können wir alle davon profitieren. Schulmediziner können von alternativen Ärzten lernen, und die wiederum profitieren von der medizinischen Forschung, den Laboruntersuchungen und dem Zugang zu Notfall- und Intensivstationen der Schulmedizin.

Was wir in Zukunft brauchen, ist Aufgeschlossenheit und die Bereitschaft, andere Therapieansätze zu akzeptieren und zu respektieren. Ich persönlich glaube, daß keiner dieser Ansätze von Natur aus falsch ist. Beide haben dem Patienten viel zu bieten und können sich auch gegenseitig befruchten. Meiner Meinung nach liegt die Zukunft der Medizin in der Verquickung beider Ansätze zu einer Heilweise, die die Intuition eines Heilers ebenso berücksichtigt wie die medizinisch-wissenschaftlichen Fähigkeiten. Die Kunst des Heilens muß mit der Medizin als Wissenschaft zusammengehen – nur dann haben wir eine Zukunft.

5. Infektionen im Kindesalter

In den Vereinigten Staaten werden jährlich Antibiotika im Wert von über 500 Millionen Dollar verschrieben, und das einzig und allein zur Behandlung von Ohrenschmerzen bei Kleinkindern. Die Verordnung von Antibiotika bei Kinderkrankheiten hat in den letzten 20 Jahren in alarmierendem Maße zugenommen. Es sei hier nur an das Fallbeispiel in der Einleitung erinnert, das allzu deutlich zeigt, wie es Kindern ergehen kann. Diese Verschreibungswut kommt uns teuer zu stehen, nicht nur finanziell, sondern auch menschlich.

In diesem Kapitel erfahren wir, daß die meisten Infektionen bei Kindern durch Viren verursacht werden und somit keine Antibiotika erforderlich sind. Ich werde hier nur auf die gängigen Infektionen im Kindesalter eingehen, insbesondere auf die Erkrankungen der oberen und unteren Atemwege (Respirationstrakt), des Verdauungstraktes und der Harnwege. Außerdem werde ich Situationen aufzeigen, in denen ein Antibiotikum angezeigt sein kann, ich bitte aber zu bedenken, daß die meisten Infektionen im Kindesalter *keinen* Antibiotika-Einsatz erfordern.

Infektionen der oberen Atemwege und der Ohren

50 Prozent aller Infektionskrankheiten bei Kindern betreffen die Atemwege. Infektionen der oberen Atemwege wie Erkältungen, grippale Infekte und Schnupfen sind Viruserkrankungen, so daß Antibiotika bei der Behandlung nicht angebracht sind. Selbst wenn das aus den Nasenlöchern abgesonderte schleimige Sekret gelblich oder grünlich ist, läßt sich in den Proben durchweg kein Bakterienwachstum feststellen. Im Zweifelsfall können Sie bei Ihrem Hausarzt einen Abstrich machen lassen. Die Untersuchung des Nasensekretes wird zeigen, ob es sich um eine bakterielle Infektion handelt oder nicht. Die meisten Entzündungen der Nase werden allerdings durch Viren hervorgerufen und sprechen gut auf eine gegen Viren gerichtete Behandlung an.

Solche antivirale Maßnahmen beinhalten ein spezielles homöopathisches Mittel und die Stärkung des Immunsystems, zum Beispiel mit Vitamin C oder auch mit Zink. (Mehr über antivirale Maßnahmen in Kapitel 6 und 7, wo es um Pflanzenmedizin und Homöopathie geht.)

Kinder, die auf antivirale Maßnahmen nicht ansprechen, sind in der Regel Allergiker oder zeigen eine Unverträglichkeit gegenüber einem oder mehreren Nahrungsmitteln, meist gegenüber Milchprodukten oder Zucker, die als schleimbildend bekannt sind. Bei Verdacht auf eine Allergie oder Unverträglichkeit gegenüber einem bestimmten Nahrungsmittel muß dieses während der Behandlung unbedingt gemieden werden.

Es gibt zwei Situationen, die den Einsatz eines Antibiotikums rechtfertigen. Zum einen ist dies eine akute Mittelohrentzündung *(Otitis media acuta)*. Etwa 30 bis 50 Prozent dieser Infektionen werden durch Bakterien, überwiegend von *Streptococcus pneumoniae*, verursacht (über die genaue Prozentzahl ist sich die Literatur anscheinend nicht einig). Zum anderen kann ein Antibiotikum bei einer bakteriellen Halsentzündung, meist ausgelöst durch hämolysierende Streptokokken, erforderlich werden. Allerdings sind nur etwa 30 Prozent der Halsentzündungen bakteriellen Ursprungs. Wenn Ihr Hausarzt bei einer Ohr- oder Halsentzündung ein Antibiotikum verschreibt, sollten Sie gleichzeitig ein Präparat zur Stärkung des Immunsystems (siehe Kapitel 6) sowie probiotischen Joghurt zum Schutz der Darmflora (siehe Kapitel 8) zu sich nehmen. Es gibt Studien, die belegen, daß Vitamin C, zusammen mit einem Antibiotikum eingenommen, die Wirkung des Antibiotikums erhöht. Infolgedessen kann auch die Behandlungsdauer verkürzt werden, und das wiederum bedeutet weniger unerwünschte Nebenwirkungen. Hierzu bedarf es eindeutig weiterer Untersuchungen.

Bei Mittelohrentzündungen empfiehlt es sich, mit dem Antibiotikum ein paar Tage zu warten und in vielen Fällen ganz darauf zu verzichten. Wissenschaftler haben kürzlich herausgefunden, daß ein Zusammenhang besteht zwischen einer Allergie gegen Milchprodukte und wiederholt auftretenden Ohrentzündungen. Dies gilt es also vor dem Einsatz eines Antibiotikums abzuklären (Schmidt, 1990).

Des weiteren haben die Forscher festgestellt, daß viele Kinder, denen Antibiotika gegen Ohrenschmerzen verordnet wurden, überhaupt keine bakterielle Infektion im Mittelohr hatten. Ohrenschmerzen können nämlich auch andere Ursachen haben: zum Beispiel eine Virusinfektion, eine Blockade der Eustachi-Röhre (Paukenhöhlenmündung der

Ohrtrompete; diese Röhre verbindet Rachen und Mittelohr und kann durch Halsentzündungen undurchlässig werden) oder eine Schleimhautentzündung des Gehörgangs. Die Diagnose einer Mittelohrentzündung stützt sich auf die Symptome Ohrenschmerzen in Verbindung mit (hohem) Fieber. Das Trommelfell ist rötlich und verdickt. Kleinkinder, die noch nicht sprechen können und dementsprechend nicht über Ohrenschmerzen klagen, reagieren gewöhnlich gereizt und sind unruhig. Zuweilen sind die Schmerzen so heftig, daß die Kinder schreien.

Studien haben gezeigt, daß bei einem unumgänglichen Einsatz von Antibiotika eine kurzfristige Behandlung genauso effektiv ist wie eine längere Behandlungsdauer, das heißt, eine 2-,4- oder 5tägige Behandlung wirkt ebensogut wie eine 10tägige. Wird die Behandlung zusätzlich noch um 1 bis 2 Tage verzögert und in diesem Zeitraum nur ein Schmerzmittel gegeben, zeigt sich, ob ein Antibiotikum überhaupt erforderlich ist.

Wer Antibiotika zur Behandlung von Ohrenschmerzen einsetzt, wird anfälliger für Ohrinfektionen, insbesondere für die durch mehrfach-resistente Bakterien verursachte. Mit Amoxycillin behandelte Kinder erkranken beispielsweise 2- bis 8mal so häufig an einer Folgeinfektion.

- Die meisten Infektionen des oberen Respirationstraktes werden durch Viren verursacht. Etwa 30 bis 50 Prozent der Mittelohrentzündungen und etwa 30 Prozent der Halsentzündungen sind bakteriellen Ursprungs. In diesen beiden Fällen kann ein Antibiotikum angezeigt sein.
- Falls bei einer Mittelohrentzündung oder einer Halsentzündung ein Antibiotikum erforderlich wird, sollten

gleichzeitig ein Nahrungsergänzungsmittel zur Stärkung des Immunsystems und probiotischer Joghurt mit Lebendkulturen verabreicht werden. Vitamin C steigert zudem die Wirkung des Antibiotikums.

Infektionen der unteren Atemwege

Wie bei den Infektionen der oberen Atemwege spielen Antibiotika auch bei der Behandlung von Infektionen der unteren Atmungswege kaum eine Rolle.

Krupp

Da 95 Prozent der Krupp-Infektionen durch Viren bedingt sind (meist durch Parainfluenzaviren), sollten ausschließlich antivirale Maßnahmen zum Einsatz kommen. Die restlichen 5 Prozent der Fälle bedürfen allerdings größter Aufmerksamkeit, da sie durch Bakterien *(Haemophilus influenzae)* verursacht werden. Diese Infektionen, die mit heiserem, bellendem Husten, Fieber und Atemnot einhergehen, sind oft lebensbedrohend; die Kinder machen einen schwerkranken Eindruck. Beim geringsten Verdacht auf bakteriellen Krupp (Warnsignale siehe Tab. 5.1) muß das Kind unverzüglich ins Krankenhaus eingeliefert werden. Normalerweise ist die Behandlung von Krupp mit einem Antibiotikum – »falls doch eine bakterielle Infektion vorliegt« – eher schädlich, da in 95 Prozent der Fälle kein Antibiotikum benötigt wird.

Tab. 5.1 Anzeichen für bakteriellen Krupp

1. Das Kind macht einen schwerkranken Eindruck (nicht bei viralem Krupp).
2. Das Kind hat eine belegte Stimme.
3. Das Kind kann keinen Speichel schlucken und geifert.

Bronchitis

Im Gegensatz zu Erwachsenen sind bei Kindern die meisten akuten Bronchialkatarrhe durch Viren bedingt. Es können verschiedene Viren in Frage kommen: zum Beispiel das RS-Virus (respiratorisches Synzytialvirus), Parainfluenzaviren, Adeno- und Rhinoviren. Auch in diesem Fall ist eine antivirale Behandlung angezeigt.

Die kindliche Bronchitis wird nur sehr selten durch Bakterien verursacht. Wenn dies der Fall ist, handelt es sich um eine schwere Infektion, meist hervorgerufen durch *Streptococcus pneumoniae*. Bei einer akuten Bronchitis im Kindesalter sind Antibiotika in den meisten Fällen nicht angezeigt. Nur bei eindeutigen Anzeichen einer schweren Infektion des unteren Respirationstraktes (siehe Tab. 5.2) sollte ein Antibiotikum in Erwägung gezogen werden. Bei Anzeichen für eine bakterielle Infektion überweisen manche Ärzte ein Kind sofort ins Krankenhaus, was wahrscheinlich am sichersten ist; andere ziehen es vor, das Kind zu Hause zu behandeln.

Obwohl als Erreger gewöhnlich *Streptococcus pneumoniae* verantwortlich ist, muß auch der Befall mit Staphylokokken in Erwägung gezogen werden, da dies eine völlig andere Behandlung erfordert. In der Schulmedizin sind in einem solchen Fall Cloxacillin oder Flucloxacillin die Antibiotika der Wahl. Die meisten Todesfälle bei Kindern mit

Lungenentzündung gehen auf *Staphylococcus spp.* zurück, und dem Großteil dieser Kinder wurde weder Cloxacillin noch Flucloxacillin verordnet. Eine durch andere Bakterien verursachte Lungenentzündung kommt äußerst selten vor, außer bei Kindern mit geschwächtem Immunsystem.

Bei einer bakteriellen Lungenentzündung sind Antibiotika eindeutig angezeigt. Für die Dauer der Behandlung empfehle ich die gleichzeitige Einnahme eines hochdosierten Vitamin-C-Präparates.

Die meisten Fälle einer akuten Bronchitis im Kindesalter entstehen durch Viren; selten handelt es sich um bakterielle Infektionen. Als Erreger steht *Streptococcus pneumoniae* bei bakteriellen Infektionen im Vordergrund. Auf Anzeichen für eine schwere Infektion des unteren Respirationstraktes achten.

Tab. 5.2 Anzeichen für eine schwere Infektion des unteren Respirationstraktes

1. Atmung erhöht auf
   über 60 Atemzüge pro Minute bei Säuglingen
   über 40 Atemzüge pro Minute bei Kleinkindern
   über 30 Atemzüge pro Minute bei Schulkindern
2. Atemnot (nach Luft schnappen)
3. Zyanose (blaurote Färbung an Lippen, Bindehaut des Auges und Nagelbett)
4. Puls erhöht auf
   über 180 Schläge pro Minute bei Säuglingen
   über 160 Schläge pro Minute bei Kleinkindern
   über 110 Schläge pro Minute bei Schulkindern

Fallbeispiel 5
Seán: chronischer Husten

Der 4jährige Seán hatte seit mehr als drei Jahren ständig Husten. Der Husten begann kurz nach der Dreifachimpfung DPT gegen Diphterie, Pertussis (Keuchhusten) und Tetanus im Alter von 6 Monaten. Es war ein trockener, oft anfallartiger Husten, der nachts schlimmer wurde und sich gelegentlich löste und mit dem Auswurf von zähem, gelbem Schleim einherging. Alle bisherigen Untersuchungen (Röntgenbilder des Brustraumes, Bluttests, Speichelkultur und Abstriche) blieben ohne Befund. Die Ernährung des Kindes war ausgewogen und sehr gesund.

Ich behandelte das Ganze als Virusinfektion im Anschluß an die Impfung und verabreichte dem Jungen ein homöopathisches Mittel gegen Viren, dazu hochdosiertes Vitamin C und ein Mittel zur Stärkung seiner Abwehrkräfte. Innerhalb von zwei Wochen war der über dreieinhalb Jahre andauernde Husten abgeklungen.

Seáns Husten war auf eine Virusinfektion der unteren Atemwege zurückzuführen und sprach sehr gut auf die antivirale Behandlung an. Daß der Husten kurz nach der Impfung einsetzte, ist interessant, denn ich kenne viele Kinder, die auf bestimmte Impfungen, vor allem gegen Keuchhusten und Masern, negativ reagieren. Bei manchen Kindern schwächen diese Impfungen das Immunsystem so sehr, daß sich wie bei Seán eine chronische Infektion ausbildet. In solchen Fällen rate ich zu einer homöopathischen Impfung.

Nicht selten treten nach Impfungen Probleme auf, vor allem nach der DPT- (Diphterie, Pertussis [Keuchhusten], Tetanus [Starrkrampf]) oder der MMR-Vakzine (Kombinationsimpfstoff gegen Masern, Mumps und Röteln). Aus diesem Grund entscheiden sich viele Eltern für die Diphterie-Tetanus-Impfung (DT) ohne den Impfstoff gegen Keuchhusten.

An diesem Fallbeispiel wird deutlich, daß es relativ einfach ist, chronische (oder akute) Virusinfektionen bei kleinen Kindern zu behandeln. Spricht das Kind nicht auf die Behandlung an, führe ich weitere Untersuchungen durch, um festzustellen, ob andere Faktoren an der Infektion beteiligt sind: Allergien, Arzneimittel- und Impfstoffunverträglichkeit, Mangelernährung, Kontakt mit verschiedenen Umweltschadstoffen einschließlich Schwermetallen, Parasiten, relativ seltene Infektionen wie Tuberkulose usw. Durch eingehende Untersuchungen mit sowohl schulmedizinischen als auch alternativen Methoden komme ich der Ursache in allen Fällen auf die Spur. Diese Methode ist wesentlich besser, als den Patienten immer und immer wieder blindlings zu behandeln in der Hoffnung, daß irgendwas schließlich anschlägt. Es ist unsinnig, ein Kind einer medikamentösen Langzeitbehandlung auszusetzen. Meiner Ansicht nach sollte lieber Zeit und Mühe darauf verwandt werden, die Krankheitsursache herauszufinden und die Behandlung dann darauf auszurichten; das ist erfolgversprechender.

Bronchialasthma und Asthma bei Kindern

Es spricht sehr wenig dafür, Patienten mit Bronchialasthma oder Kinderasthma Antibiotika zu verabreichen, da beide Erkrankungen durch Viren ausgelöst werden. Wie bei der akuten Bronchitis sind RS-Viren, Rhinoviren und Parainfluenzaviren als Erreger verantwortlich, und das erfordert eine antivirale Behandlung und keine Antibiotika. Nur selten handelt es sich beim Asthma bronchiale um eine bakterielle Infektion. In einem solchen Fall ist gewöhnlich der Erreger *Streptococcus pneumoniae* dafür verantwortlich.

Ständig wiederkehrende Atemwegsinfektionen
Es gibt Kinder, die immer wieder an Infektionen der oberen und unteren Luftwege oder an einer Mischung von beiden erkranken. Dabei handelt es sich *immer* um Virusinfektionen. In manchen Fällen verschlimmern sie sich durch Umweltfaktoren wie Streß, verräucherte Luft oder eine feuchte Wohnung. Antibiotika sind hierbei fehl am Platze, statt dessen sollten antivirale Maßnahmen ergriffen werden.

Wenn es dem Kind überhaupt nicht bessergeht ...

Außer einer abakteriellen Infektion kann es noch andere Gründe geben, warum ein Kind nicht auf eine Behandlung anspricht, weder mit herkömmlichen Arzneimitteln noch mit Naturheilmitteln und auch nicht mit einer Kombination von beiden. Nachfolgend finden Sie fünf Erkrankungen bzw. Störungen, die unbedingt abzuklären sind:

1. Tuberkulose (Tbc)
Das Kind ist oft beschwerdefrei, und die Krankheit wird nur beim Röntgen des Brustkorbes festgestellt. Sie geht manchmal mit einem Gewichtsverlust einher. Tbc tritt in Europa nicht sehr häufig auf.

2. Zystische Fibrose
Die zystische Fibrose (Mukoviszidose) ist eine relativ seltene Stoffwechselkrankheit, die etwa 1 von 2000 Kindern betrifft und mit Wachstumsstörungen, häufigen, voluminö-

sen Stühlen, auch Durchfällen, sowie Rektumprolaps (Hervortreten der Afterschleimhaut, meist verbunden mit Hämorrhoiden) einhergehen kann. Die Krankheit wird meist schon im Säuglingsalter diagnostiziert, allerdings gibt es auch eine beachtliche Zahl von leichten Verlaufsformen, die erst in späteren Jahren erkannt werden. Die Diagnose beruht auf dem Nachweis eines erhöhten Elektrolytgehalts (erhöhter Natrium- und Chloridspiegel) im Schweiß.

3. Mycoplasma pneumoniae

Die Erreger von Infekten der oberen Atemwege befallen vorwiegend Schulkinder zwischen 5 und 15 Jahren. Zum klinischen Bild gehören Mattigkeit, Appetitverlust und ein hartnäckiger Husten. Es können auch Fieber und eine Halsentzündung auftreten. Oft besteht nach einer Röntgenaufnahme des Thoraxraums Verdacht auf Mycoplasma pneumoniae, der Nachweis erfolgt durch spezifische Antikörper im Blut.

4. IgA-Mangel

Die Abkürzung IgA steht für Immunglobulin A und bezeichnet einen Antikörper, der die Schleimhaut des Respirationstraktes schützt. Kinder mit geschwächtem Abwehrsystem (das heißt mit einer Verminderung der IgA-Konzentration) zeigen Wachstumsstörungen und leiden unter Durchfall. Schon ein Bluttest genügt, um die Diagnose eines IgA-Mangels zu stellen. Dieser Defekt tritt wesentlich seltener auf als alle anderen bisher genannten Erkrankungen.

5. Verschlucken eines Fremdkörpers (z. B. einer Erdnuß oder des Rad eines Spielzeugautos)
Manchmal gelangt ein kleiner Gegenstand durch den Mund in die Luftröhre. Säuglinge und Kleinkinder sind in dieser Hinsicht am stärksten gefährdet, da sie schnell alles Greifbare in den Mund stecken. Der verschluckte Fremdkörper kann die Luftröhre an jeder beliebigen Stelle blockieren. Wenn er im unteren Abschnitt der Atemwege steckenbleibt, herrscht so lange Beschwerdefreiheit, bis ein Teil der Lunge kollabiert oder sich eine Infektion einstellt. Wird dies als Grund vermutet, warum beispielsweise ein Husten nicht auf die Behandlung reagiert, sollte der Brustraum geröntgt werden, auch von der Seite. Allerdings sind durchscheinende Gegenstände wie zum Beispiel ein Bonbon auf dem Röntgenbild nicht zu erkennen, so daß eine Bronchoskopie (wobei ein starres oder biegsames Spezialendoskop zur Betrachtung des Bronchialsystems von innen in die Luftröhre eingeführt wird) erforderlich wird.

Die unter Punkt 1 bis 4 genannten Erkrankungen werden am besten mit einer Kombination aus schulmedizinischen und alternativen Maßnahmen behandelt. In allen genannten Fällen sollten unbedingt Laboruntersuchungen durchgeführt werden, um besser beurteilen zu können, welche Medikamente in welcher Dosierung und über welchen Behandlungszeitraum zu verordnen sind. Die Behandlung sollte in Zusammenarbeit mit einem Kinderarzt und einem homöopathisch arbeitenden Arzt erfolgen. Ein Kind, das einen Fremdkörper verschluckt hat, sollte im Krankenhaus behandelt werden.

Infektionen in anderen Körperteilen

Gastroenteritis (Magen-Darm-Katarrh)

Wie die meisten Atemwegsinfektionen werden auch 60 Prozent der Magen-Darm-Entzündungen bei Kindern unter 5 Jahren durch Viren verursacht. Selten sind Bakterien als Erreger verantwortlich. Doch selbst wenn eine bakterielle Infektion vermutet wird, sind Antibiotika unter Umständen die *falsche* Form der Behandlung. Sie können nämlich noch schwerere Durchfälle verursachen und somit die Krankheit verschlimmern. Außerdem machen Antibiotika das Kind anfälliger für eine Superinfektion mit *Candida spp.* oder *Staphylococcus spp.*, jeweils lebensbedrohenden Erregern. Bei Verdacht auf eine bakterielle Infektion sollten Stuhlkulturen angelegt werden. Oberstes Gebot der Behandlung ist die Rehydration, die Zufuhr von Salzlösung zum Ausgleich des Flüssigkeitsmangels, die oral oder intravenös erfolgen kann.

Eine Gastroenteritis ist in den meisten Fällen durch Viren bedingt. Doch selbst bei Vorliegen einer bakteriellen Magen-Darm-Entzündung sollten Antibiotika mit größter Vorsicht verwendet werden.

Harnwegsinfektionen

Im Gegensatz zu den meisten Atemwegs- und Darminfektionen werden Harnwegsinfektionen im allgemeinen durch Bakterien verursacht. Das bedeutet, daß Antibiotika zum Einsatz kommen können. Allerdings ist es immer besser, erst natürliche Methoden auszuprobieren. Ich habe viele Patienten mit Harnwegsinfektionen erfolgreich behandelt, und das nur mit natürlichen Heilmitteln. Das in Kapitel 2 beschriebene Beispiel einer Patientin, die ich unter anderem mit Preiselbeerensaft behandelt habe, beweist, daß Antibiotika in vielen Fällen überflüssig sind. Falls natürliche Mittel die Infektion nicht eindämmen, ist immer noch Zeit für Antibiotika.

Harnwegsinfektionen werden gewöhnlich durch Mikroorganismen aus dem Darm ausgelöst. Ursache der entzündlichen Erkrankung ist meist eine Verunreinigung der Vagina oder Harnröhre mit Kot, wodurch die Darmbakterien in die ableitenden Harnwege gelangen.

Der häufigste Erreger von Harnwegsinfektionen ist *Escherichia coli (E. coli)*. Für Kinder unter 5 Jahren, die wiederholt unter Harnwegsinfektionen leiden, sollte man ein intravenöses Pyelogramm erstellen lassen. Dazu injiziert der Arzt ein jodhaltiges Kontrastmittel in eine Armvene, das von den Nieren ausgeschieden wird und die Harnwege füllt, und fertigt anschließend Röntgenbilder von den ableitenden Harnwegen an, um sie auf Anomalien hin zu durchleuchten. Am häufigsten ist ein Zurückfließen von Harn aus der Blase in den Harnleiter festzustellen.

Da die meisten Harnwegsinfektionen durch Bakterien verursacht werden, ist Behandlung mit Antibiotika in der Regel angezeigt. Zuallererst sollten jedoch natürliche Heilmittel zum Einsatz kommen.

Zusammenfassung

An den meisten Infektionen im Kindesalter sind Viren schuld. Ob es sich hierbei um Infektionen der oberen Atemwege, der unteren Atemwege oder des Verdauungstraktes handelt, der Behandlungsschwerpunkt sollte auf antiviralen Maßnahmen liegen und nicht in der Verabreichung von Antibiotika.

Die Behandlung von Virusinfektionen beinhaltet:

- eine Stärkung des Immunsystems – wie das geschieht, wird in Kapitel 6 beschrieben
- die Zufuhr von Vitamin C – Dosis und Anwendung sind in Kapitel 9 über Nahrungsergänzungsmittel nachzulesen
- die Anwendung von antiviralen Homöopathika – mehr darüber in Kapitel 7

In einigen Fällen jedoch kann ein Antibiotikum erforderlich werden, unter anderem bei

- einer Halsentzündung mit gelblicher Flüssigkeit (sog. Exsudat) auf der Gaumenmandel – etwa 30 Prozent dieser Fälle sind bakterielle Infektionen.
- Mittelohrentzündungen – in 30 bis 50 Prozent der Fälle handelt es sich um bakterielle Infektionen. Nicht gleich Antibiotika verwenden, sondern erst zu natürlichen Heilmitteln greifen.
- Harnwegsinfektionen – zuerst natürliche Heilmittel einsetzen.

Es wurden in diesem Kapitel nur die gängigsten Infektionen des Kindesalters aufgeführt. Ich hoffe dennoch, daß Ihnen klargeworden ist, in welchen Situationen Antibiotika notwendig werden und daß die meisten Infektionen nicht mit einem Antibiotikum behandelt werden müssen.

Wir leben in einer schnellebigen, oberflächlichen Welt. Schmerzen und Leiden wollen wir nicht ertragen, wir suchen sofortige Heilung. Daß dabei die Ursache von Schmerz und Krankheit nicht wirklich behandelt wird, nehmen wir gern in Kauf, vorausgesetzt, wir müssen nicht leiden. Der ärztliche Berufsstand unterstützt diese Einstellung, indem er Pillen verschreibt, die – so scheint es zumindest – die Krankheit beseitigen. Ich kenne so viele Kinder mit wiederkehrenden Infektionen, bei denen die Krankheit eindeutig nicht behandelt wurde. Immer wieder warten die Ärzte mit einer Schnellkur auf. Niemand profitiert von einem so kurzfristigen und kurzsichtigen Therapiekonzept: Dem Kind geht es nicht besser, die Eltern machen sich vermehrt Sorgen, und der behandelnde Arzt wird zunehmend frustrierter angesichts der begrenzten Zahl der Arzneimittel, die er verschreiben kann. Darüber hinaus krankt die Gesellschaft im allgemeinen, weil das Problem der Bakterienresistenz aufgrund dieser Verschreibungsmentalität unaufhörlich wächst.

Die Tage, wo allein Antibiotika zur Behandlung einer Infektion verabreicht werden, sind gezählt. Es ist zwingend notwendig, den Gebrauch dieser Arzneimittel zu überdenken. Sie als Patient dürfen Antibiotika nicht länger als Allheilmittel für alle Infektionen ansehen, sei müssen vielmehr den Mut haben, einen breiteren Therapieansatz mit gesunder Ernährung, Nahrungsergänzungsmitteln und Naturheilmitteln sowie umfangreichen Untersuchungsmethoden auf dem Gebiet der alternativen und der Schulmedizin zu fordern.

Die Nebenwirkungen, die beim Gebrauch von Antibiotika auftreten, sind ebenfalls von großer Bedeutung. Da der Großteil dieser Arzneimittel gegen Infektionen im Kindesalter verschrieben wird, bin ich tief beunruhigt über den Schaden, den diese Medikamente gerade bei kleinen Kindern anrichten. Ich halte dieses Problem für so gravierend, daß ich eigens zu diesem Thema ein Buch schreiben werde, denn in der medizinischen Literatur findet sich dazu inzwischen einiges an interessantem Informationsmaterial. In diesem Buch werde ich auf den momentanen Antibiotika-Gebrauch eingehen und die unerwünschten Nebenwirkungen auf den menschlichen Organismus genau beleuchten.

Bedenken Sie, daß in vielen Fällen, besonders bei Infektionen im Kindesalter, Antibiotika zu Unrecht verschrieben werden. Laut dem Jahresbericht des medizinischen Dienstes der irischen Regierung war das Antibiotikum Amoxycillin das meistverschriebene Arzneimittel der letzten drei Jahre. Etwa 3 Millionen Pfund Sterling werden von der Regierung jährlich allein für dieses Medikament ausgegeben. Andere Antibiotika finden sich ebenfalls unter den meistverordneten Arzneimitteln in Irland. Wäre es nicht an der Zeit zu fragen, warum gerade solche Arzneimittel die Liste anführen? Obwohl mir keine Zahlen von Privatpraxen vorliegen, würde ich vermuten, daß auch hier Antibiotika ganz oben auf der Liste der Top ten stehen.

Auf das Problem der Antibiotika-Resistenz und den bestehenden Handlungsbedarf bin ich in den ersten Kapiteln bereits eingegangen. Ich habe auch dargelegt, daß viele Infektionen, insbesondere die im Kindesalter, nicht mit Antibiotika behandelt werden sollten. Die meisten Infektionen sprechen nämlich sehr gut auf sanfte Medizin an. Einige dieser natürlichen Heilverfahren möchte ich Ihnen in den nächsten Kapiteln vorstellen. Beginnen wir mit der Pflanzenmedizin.

6. Pflanzenmedizin: die Mutter der Medizin

Die Pflanzenmedizin (Phytotherapie) ist die älteste und meistpraktizierte Form der Medizin. So gesehen, ist es diskriminierend, sie als »alternative Medizin« zu bezeichnen, da die gesamte Medizin auf ihr aufbaut – die chemisch-synthetischen Arzneimittel, die homöopathischen Mittel, die traditionelle chinesische Medizin usw. Aus ihr sind alle heute gebräuchlichen Heilmittel hervorgegangen. Seit Jahrhunderten von allen Kulturen verwendet, macht sie bei 80 Prozent der Weltbevölkerung noch immer die Hauptform der medizinischen Behandlung aus. Es ist traurig, daß die Verschreibung von Pflanzenmedizin von manchen Ärzten als Quacksalberei bezeichnet wird. Dabei stammen doch viele der heutigen Arzneimittel (z. B. Chinin, Reserpin, Ephedrin und Ipecacuanha oder Brechwurz) unmittelbar von Pflanzen ab, und auch die meisten synthetischen Arzneimittel basieren auf chemischen Verbindungen, die aus Pflanzen extrahiert wurden. Warum hat sich die Ärzteschaft die Pflanzenmedizin nicht genauso zu eigen gemacht wie die synthetisch hergestellten Arzneimittel? Ich glaube, es hat viel mit Geld und Macht zu tun, obwohl auch die Lehrmethoden in den medizinischen Fakultäten dabei eine Rolle spielen.

Vor allem aber kann man mit Pflanzen nicht viel Geld verdienen. Pflanzenmedizin läßt sich nicht patentieren, also besteht kein Anreiz, sie im großen Rahmen zu produzieren. Arzneimittel, ob synthetisch hergestellt oder aus Pflanzenextrakten isoliert, sind dagegen gesetzlich geschützt und werden abgefüllt oder abgepackt zu unglaublichen Preisen verkauft. So machen es die pharmazeutischen Unternehmen, deshalb sind sie so reich und können so viele medizinische Projekte finanziell unterstützen.

Die Ausbildung an medizinischen Fakultäten ist ein weiterer Grund, warum die Pflanzenmedizin von der Ärzteschaft nicht so angenommen wird. Die Medizinerausbildung ist nicht ganzheitlich orientiert. Der Umgang mit Menschen bleibt auf *eine* Ebene – die körperliche – beschränkt. Die Behandlung erfolgt im wesentlichen mit Mitteln der pharmazeutischen Industrie, selbst wenn es um heikle seelische Probleme geht. So grundlegende Dinge wie Ernährung stehen nicht auf dem Stundenplan der angehenden Ärzte. Man braucht sich nur die Mahlzeiten in Krankenhauskantinen und Cafeterias anzusehen. Das mangelnde Bewußtsein der Ärzte in dieser Hinsicht zeigt sich hier nur allzu deutlich. Paradoxerweise besteht ihre Aufgabe oft darin, Menschen mit Ernährungsstörungen zu behandeln.

Pflanzenmedizin und Ernährung müssen die Eckpfeiler der medizinischen Behandlung darstellen, wenn die Menschen *geheilt* statt nur *behandelt* werden sollen. Die einzige Form der Therapeutik, die die Medizinstudenten heute lernen, ist die Pharmakologie, also die Lehre von der Anwendung *chemischer* Arzneimittel und ihrer Wechselwirkungen auf den Organismus. Der Ärztestand muß wählen zwischen Geld und Macht oder dem Nutzen für die Menschheit. Wenn demnächst in den Medien negativ über Pflanzenmedizin berichtet wird, sollten Sie bedenken, daß sie für das

Gros der Menschen auf dieser Erde, insbesondere für all diejenigen, die sich keine teuren Arzneimittel leisten können, die wichtigste Behandlungsform darstellt.

Was die moderne Medizin von der Phytotherapie hält, zeigt sich ganz deutlich in der Einstellung des *National Cancer Institute* in den Vereinigten Staaten. Da räumt das Krebsinstitut ein, daß bis zu 60 Prozent der Krebsfälle durch eine bessere Ernährung und eine streßärmere Lebensführung vermieden werden könnten. Ein echtes Eingeständnis einer Gruppe von Wissenschaftlern und Ärzten, die große Geldsummen zur Verfügung gestellt bekommt, damit sie Heilmittel gegen diese Krebsformen findet. Dieselbe Gruppe von Fachleuten gibt etwa ein Prozent ihres Budgets für ernährungswissenschaftliche Studien aus. Doch damit nicht genug: Dasselbe Institut verschwendet Unsummen für die Isolation chemischer Verbindungen aus Heilpflanzen, die im Amazonasbecken in Südamerika wachsen. Die Verwendung der ganzen Pflanzen würde nicht genügend Profit abwerfen, und nur der zählt letztendlich.

Im Kapitel 8 über Ernährung führe ich aus, daß die Hersteller von industriell verarbeiteten Nahrungsmitteln an einem Gewinn interessiert sind und nicht an unserer Gesundheit. Leider kann man dasselbe auch von der modernen Medizin und der Pharmazeutik behaupten. Unsummen werden darauf verwendet, chemische Verbindungen aus Pflanzen mit bekannten krebshemmenden (zytostatischen) Eigenschaften zu isolieren. Diese Substanzen werden dann in großen Mengen hergestellt, abgepackt und gewinnbringend verkauft. Kommt die Heilpflanze, aus der die Substanz gewonnen wird, in Verbindung mit einer speziellen Diät und einer entsprechend abgewandelten Lebensführung zum Einsatz, muß der Patient nicht so viele toxische

Substanzen zu sich nehmen und kann somit selbst zu seiner Gesundung beitragen. Die Gerson-Diät[6] beispielsweise hat bei der Krebsbehandlung eine höhere Erfolgsrate aufzuweisen als Chemotherapie, operative Eingriffe und Strahlentherapie.

Heilpflanzen – Bestandteil des natürlichen Energiekreislaufs

Alles Leben auf der Erde ist auf die Sonne angewiesen. Die Sonne spendet uns Licht und Wärme. Die Pflanzen bedienen sich der Lichtenergie zur Bildung organischer Stoffe (Nahrung) in einem eindrucksvollen Vorgang, der sich Photosynthese nennt. Bei diesem Vorgang wird Energie in Materie (Nahrung) umgewandelt. Abgesehen davon, daß die Photosynthese für uns (über)lebenswichtig ist, veranschaulicht sie wunderbar eine von Albert Einsteins Theorien: daß nämlich Energie und Materie ein und dasselbe sind und eins ins andere umgewandelt werden kann.

Neben der Photosynthese, bei der Energie in Materie umgewandelt wird, gibt es noch einen anderen erstaunlichen Vorgang, bei dem Materie (Nahrung) in Energie zurückverwandelt wird. Dieser Vorgang wird als Respiration oder Atmung bezeichnet. Beim Essen werden die Nährstoffe einer Pflanze in kleinere Partikel aufgespalten (ver-

[6] Die nach dem amerikanischen Arzt Max Bernhard Gerson benannte Diätform besteht aus den frisch zubereiteten Säften von Biofrüchten und -gemüsen und soll den Patienten helfen, den Krebs zu besiegen. Sie hat vor allem in den USA große Anerkennung gefunden.

daut) und schließlich zur Atmung verwendet, um dem Körper Energie bereitzustellen. Viele alternative medizinische Ausrichtungen bedienen sich sowohl der Materie (z. B. ein Heilkraut) als auch der Energie (z. B. ein homöopathisches Mittel) zur Heilung von Kranken. Wissenschaftler, die sich schwertun, die Wirkungsweise von energetischen Heilverfahren wie Homöopathie und Akupunktur zu verstehen, brauchen eigentlich nur die Grundlagen der Biologie und der Physik zu wiederholen.

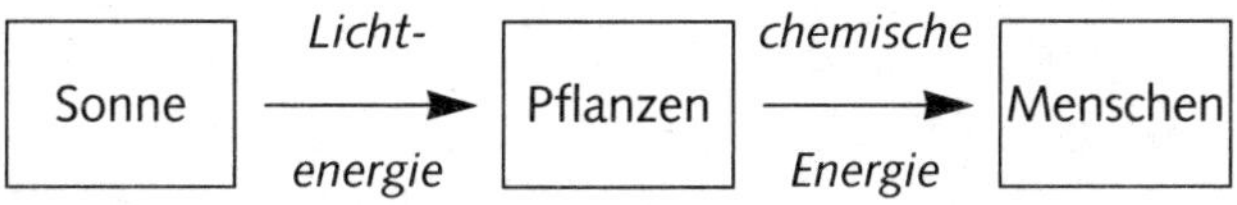

Abb. 6.1

Die Abb. 6.1 veranschaulicht einen ganz entscheidenden Aspekt: Sobald wir Heilkräuter oder -pflanzen zum Heilen verwenden, werden wir zu einem Teil der Natur, denn wir sind an einem Energietransfer beteiligt. Diese Energie ist universell (in diesem Fall von der Sonne) und fließt uns durch die Natur zu. Mit der Verwendung einer Heilpflanze haben wir Anteil an etwas Größerem – wir werden in etwas eingebunden, was Millionen von Kilometern entfernt von der Erde geschieht. Aus diesem Grund sind natürliche Heilverfahren so wunderbar in der Anwendung: Sie funktionieren auf verschiedenen Ebenen des Menschen, nicht nur auf der physischen Ebene.

Pflanzenheilmittel und synthetische Arzneimittel im Vergleich

Im Jahre 1874 wurde Natriumsalizylat (synthetische Azetylsalizylsäure) erstmals in einem Labor synthetisiert. Dies führte zu einem verstärkten Einsatz synthetischer Heilmittel und zu einer rückläufigen Anwendung von Heilpflanzen. Man ging davon aus, daß alle benötigten Heilmittel nun künstlich in Laboratorien hergestellt werden könnten und die Natur somit überflüssig würde. Von dieser Annahme mußte man jedoch wieder abrücken. Die Thalidomid-Katastrophe (aus der die Conterganinder hervorgingen) in den Jahren 1959 bis 1962 war ein deutliches Warnsignal, das auf die Gefahren synthetisch hergestellter Arzneimittel hinwies. In den achtziger Jahren starben eine Reihe von Arthritispatienten unter der Behandlung mit einem entzündungshemmenden Arzneimittel namens Opren. Im Juni 1986 mußten Kinderarzneien mit Aspirin vom Markt genommen werden, weil verschiedene Kinder an Hirn- und Leberschädigungen (Reye-Syndrom) gestorben waren. Das Problem der Nebenwirkungen hat die Argumente zugunsten des Einsatzes synthetischer Arzneimittel deutlich entkräftet. Heute sind die meisten Menschen zu Recht wegen dieser Arzneimittel besorgt.

Die Erkenntnisse aus chemischen Analysen und Laboruntersuchungen sind für die Pflanzenmedizin von großem Nutzen. So konnten zum Beispiel die von alten Heilern aufgestellten Behauptungen über bestimmte Pflanzen zweifelsfrei bewiesen werden. Die Schamanen (traditionelle Heiler) der nordamerikanischen Indianer behandelten Infektionen unter anderem mit *Echinacea purpurea* (Purpursonnenhut) und *Baptisia tinctoria* (Wilder Indigo). Von diesen Pflanzen haben Wissenschaftler spezielle chemische Verbindungen (sogenannte Glykoproteine und Polysaccharide) isoliert und herausgefunden, daß sie sowohl das Immunsystem stärken als auch eindringende Bakterien schädigen. Moderne Techniken haben somit untermauert, was »primitive« Heiler bereits seit langem verkünden: daß nämlich diese Heilpflanzen Infektionen wirksam bekämpfen. Mehr über diese Pflanzen im weiteren Verlauf des Kapitels.

Die Forscher haben auch eine Pflanze namens Mädesüß *(Filipendula ulmaria)* analysiert und dabei festgestellt, daß sie natürliche Azetylsalizylsäure (Aspirin) enthält und sich somit als Schmerzmittel eignet. Weiter hat man festgestellt, daß Mädesüß auch Gerbsäure und Pflanzenschleim enthält, die die Magenschleimhaut schützen. Mädesüß ruft also nicht die Nebenwirkungen hervor, die bei synthetischem Aspirin zu beobachten sind. Mittel auf der Basis von chemisch isolierten Wirkstoffen werden nie an die besondere Qualität der Naturmedizin heranreichen. Daniel Mowrey hat zu diesem Thema ein interessantes Buch unter dem Titel *The Scientific Validation of Herbal Medicine* geschrieben, das selbst die größten Skeptiker von der Zuverlässigkeit der Pflanzenmedizin überzeugen wird.

Die Tab. 6.1 (nächste Seite) vergleicht kurz und knapp die üblichen (chemischen) mit den pflanzlichen Heilmitteln.

Tab. 6.1 Übliche Arzneimittel und pflanzliche Heilmittel im Vergleich

Übliche Arzneimittel	*Pflanzliche Heilmittel*
basieren auf isolierten chemischen Verbindungen	basieren auf der ganzen Pflanze
werden heutzutage größtenteils synthetisch hergestellt	sind alle natürlichen Ursprungs
unterliegen nicht dem natürlichen Energiekreislauf und haben somit nicht genügend Energie	sind alle energiegeladen, da sie das Sonnenlicht aufgenommen haben
enthalten hochkonzentrierte chemische Wirkstoffe, die den Organismus aufgrund ihrer Nebenwirkungen stark beeinträchtigen können	enthalten natürliche Wirkstoffkonzentrationen und sind somit sicherer für den Organismus
sind massiver in ihrer Wirkung, da sie schnell in die Blutbahn gelangen	wirken langsamer
beeinträchtigen die Lebenskraft und belasten den Körper durch eine vermehrte Ausscheidungstätigkeit	erhöhen die Lebenskraft durch Zufuhr von Mineralstoffen und Vitaminen

Pflanzenmedizin und Intuition

Wenn ein Hund verdorbenes Fleisch gefressen hat, verschlingt er ein paar Stengel Quecke *(Agropyron repens)*, um sich damit zum Erbrechen zu bringen. Er weiß also instinktiv, mit welcher Pflanze er sich »behandeln« muß. In ähnlicher Weise wissen primitive Völker, welche Pflanzen sie zum Auskurieren diverser Gebrechen benötigen. Unsere Vorfahren besaßen einen ähnlich großen Erfahrungsschatz, der von Generation zu Generation weitergereicht wurde. Dieses intuitive Wissen muß respektiert werden. Die Wissenschaft hat versucht, seine Bedeutung zu schmälern und die Intuition durch eine analytische Untersuchung zu ersetzen. Dabei wissen wir instinktiv, was unser Körper braucht, um gesund zu bleiben. Diesem inneren Instinkt zu folgen ist jedoch gar nicht so einfach. Schon als Kinder wurden wir nicht gerade darin bestärkt, Vertrauen in uns selbst zu haben. Wie schwer haben wir es da erst als Erwachsene!

Naturmedizin ist eher eine Kunst als eine Wissenschaft. Ärzte, Therapeuten und Heiler müssen eine geniale Intuition haben, wenn sie auf diesem Gebiet arbeiten wollen. Völlig anders verhält es sich in der Schulmedizin, die sehr wissenschaftlich orientiert ist. Ein Zusammengehen dieser beiden medizinischen Ausrichtungen kann Kunst und Wissenschaft, intuitive Begabung und wissenschaftliche Fertigkeiten in Einklang bringen.

Sehen wir uns dazu einige Pflanzen an, die seit Jahrhunderten zur Behandlung von Infektionskrankheiten verwendet werden. Beginnen möchte ich mit einer der berühmtesten Heilpflanzen, mit dem Sonnenhut *(Echinacea)*.

Echinacea purpurea – die Pflanze für das Immunsystem

Der Purpursonnenhut, wie er auf deutsch heißt, ist bekannt für seine Fähigkeit, Infektionen zu bekämpfen und das Immunsystem zu aktivieren. *Echinacea purpurea* zählt zu den meistverordneten Heilpflanzen der Welt, insbesondere in den Vereinigten Staaten und in Deutschland, wenngleich sie in anderen Teilen Europas nicht so geläufig ist. Das liegt vermutlich darin begründet, daß der purpurrote Sonnenhut in Nordamerika beheimatet ist, wo er von den Indianern traditionell bei Infektionen, oberflächlichen Wunden und Schlangenbissen eingesetzt wurde. Ein deutscher Arzt namens Meyer erfuhr vom Stamme der Pawnee von dieser Wunderpflanze und stellte daraus eine Medizin her, die er »Meyers Blutreinigungsmittel« nannte. Um die Jahrhundertwende machten viele Ärzte vom Sonnenhut Gebrauch, und im Jahre 1907 war er bereits zur beliebtesten Heilpflanze avanciert. Durch Dr. Meyer wurde Echinacea auch in Deutschland bekannt und ist heute in mehr als 250 deutschen Heilmitteln enthalten.

Wie wirkt Echinacea?

Echinacea purpurea aktiviert die weißen Blutkörperchen, die mithelfen, Infektionen zu bekämpfen. Neuere Untersuchungen haben gezeigt, daß die Pflanze vor allem die körpereigenen Freßzellen – die Makrophagen – aktiviert. Im Dezember 1984 berichtete das Medizinjournal *Infection and Immunity*, daß ein bestimmter Inhaltsstoff des Purpursonnenhutes die zerstörerische Aktivität dieser Freßzellen im Hinblick auf Tumorzellen deutlich steigert.

Wofür wird Echinacea verwendet?
Da Echinacea der Abwehrstärkung dient, kann es zur unterstützenden Behandlung von bakteriellen sowie Virus- und Pilzinfektionen verabreicht werden. Zubereitungen aus der Pflanze werden weiterhin zur Wundheilung und sogar zur Behandlung von Ekzemen eingesetzt.

Tab. 6.2 Anwendungsgebiete von Echinacea

Infektionen	*Wunden*	*Sonstiges*
Erkältungen und grippale Infekte	Verbrennungen	Allergien
Nasennebenhöhlen-entzündung	Hautgeschwüre	Ekzeme
Halsentzündungen	Bisse und Stiche	Mangel an weißen Blut-körperchen
Ohrenentzündungen		
Staphylokokken-Krankheiten		
Harnwegsinfektionen		

Wie wird Echinacea angewendet?
Echinacea wird vorzugsweise als Extrakt oder Tinktur (eingedickter oder dünnflüssiger Auszug) eingenommen. In flüssiger Form gelangt die Zubereitung schneller ins Blut und ist länger haltbar. Meiner Ansicht nach erzielt man mit einem alkoholischen Auszug bessere Ergebnisse als mit Kapseln oder Tabletten.

Qualität und Frische sind bei jeder Heilpflanze von größter Bedeutung. Von *Echinacea purpurea* verwende ich im allgemeinen die Wurzel. In besonderen Fällen kombiniere ich sie mit *Echinacea angustifolia* (Schmalblättriger Sonnenhut), denn vieles deutet inzwischen darauf hin, daß bei bestimmten Erkrankungen beide Pflanzen zusammen am besten wirken. Echinacea in Kapsel- oder Tablettenform wird vornehmlich Patienten verabreicht, die den Geschmack des flüssigen Auszugs nicht vertragen, was jedoch relativ selten vorkommt.

Gelegentlich verwende ich Echinacea allein, aber meistens kombiniere ich sie mit Zubereitungen aus anderen Pflanzen. Zur Behandlung einer Nasennebenhöhlenentzündung verwende ich Sonnenhut zusammen mit kanadischer Orangenwurzel *(Hydrastis canadensis)* oder Eibisch *(Althaea officinalis)*. Bei bestimmten Atemwegsinfektionen hat sich die Kombination mit Wildem Indigo *(Baptisia tinctoria)* bewährt. Zur Abwehrstärkung empfehle ich eine Mischung aus Sonnenhut und Tragant *(Astragalus!)* / Wildem Indigo / Myrrhe *(Commiphora molmol)*, und zur Lymphdrainage verwende ich Sonnenhut mit Labkraut *(Galium)* oder Kermesbeere (Phytolacca).

Wie sicher ist Echinacea in der Anwendung?

Echinacea gilt allgemein als eine der sichersten Heilpflanzen. Zahlreiche Untersuchungen haben sie als nichttoxisch ausgewiesen, und in den letzten 5 Jahren habe ich persönlich keine Nebenwirkungen feststellen können.

Zusammenfassung

Echinacea ist eines der wichtigsten natürlichen Heilmittel zur Behandlung von akuten und chronischen Infektionen. Es ist wirksam gegen eine Vielzahl von Mikroben, darunter viele Viren, Bakterien und Pilze. Innerlich kann es zur Behandlung von Infektionen überall im Körper und äußerlich bei schlecht heilenden, oberflächlichen Wunden, Geschwüren und Ekzemen als Salbe oder Balsam verwendet werden.

Der Sonnenhut gilt als die Heilpflanze, die selbst den größten Skeptiker unter den Ärzten überzeugt, und hat als solche erheblich dazu beigetragen, daß zahlreiche Schulmediziner auf sanfte Medizin umgestellt haben.

Wilder Indigo (Baptisia tinctoria)

Auch diese nordamerikanische Pflanze wird seit Jahrhunderten von den amerikanischen Ureinwohnern zu Heilzwecken verwendet. Der Indianerstamm der Creek beispielsweise verabreichte Kindern bei den ersten Anzeichen einer Infektion einen Extrakt aus der Wurzel. Wilder Indigo wurde auch von anderen Indianerstämmen verwendet, überwiegend bei Infektionen, aber auch zur Wundbehandlung und bei blauen Flecken.

Wilder Indigo ist in Europa als Heilpflanze nahezu unbekannt, wenngleich er in Deutschland als homöopathisches Mittel seit Mitte des 19. Jahrhunderts Verwendung findet. Die wirksamen Pflanzenteile sind die Wurzeln. Die chemischen Verbindungen, die das Immunsystem stimulieren, sind Glykoproteine und in einem geringeren Maße Polysaccharide – deren Struktur die Wissenschaft inzwischen bestimmt hat.

Wie wirkt Wilder Indigo?
Wilder Indigo wirkt antibiotisch gegenüber einer Vielzahl von Mikroben, darunter auch viele Bakterien und Pilze.

Genauer gesagt, hat er eine abtötende Wirkung auf Mikroben und kommt somit ihrer Ausbreitung im Körper zuvor. Gleichzeitig wirkt er abwehrstärkend, wobei einige chemische Verbindungen der Pflanze eine starke antikatarrhalische Wirkung haben. Interessanterweise aktivieren viele Pflanzen zur Infektionsabwehr auch das Immunsystem des Menschen. Das ist ein weiterer Vorteil der natürlichen Heilmittel.

Bei oraler Anwendung, als Tinktur oder alkoholischer Extrakt kann der Wilde Indigo die Anzahl der weißen Blutkörperchen, die die Krankheitserreger im Körper angreifen und zerstören, innerhalb von 2 bis 3 Stunden um 30 Prozent erhöhen. Diese Angaben sind durch andere Studien bestätigt worden. Die Einnahme einer homöopathischen Zubereitung aus der Pflanze führt zu einem ähnlichen Ergebnis.

Neuere Untersuchungen über Glykoproteine in Wildem Indigo lassen darauf schließen, daß die Lymphozyten, die kleinsten weißen Blutkörperchen, am stärksten vom Pflanzenextrakt aktiviert werden.

Wofür wird Wilder Indigo verwendet?

Aufgrund seiner antibiotischen und antikatarrhalischen Eigenschaften ist Wilder Indigo besonders bei Infektionen der Atemwege angezeigt, das heißt zur Behandlung von diversen akuten und chronischen Infektionen der Nasennebenhöhlen (Sinusitis), der Nasenschleimhaut (Rhinitis), der Mandeln und der Rachenschleimhaut (Tonsillitis und Pharyngitis) und der unteren Atemwege (Laryngitis, Tracheitis und Bronchitis).

Nach meiner Erfahrung ist Wilder Indigo sehr hilfreich bei der Behandlung von Infektionen, die mit einer vermehrten Schleimabsonderung in Ohren, Nase, Hals und Nebenhöhlen (obere Atemwege) einhergehen. Ich habe ihn auch zur unterstützenden Behandlung von Mundgeschwüren und Zahnfleischentzündungen in Form von Mundspülungen verwendet.

Wilder Indigo ist wie der Sonnenhut auch für die äußerliche Anwendung geeignet. Als Salbe oder Balsam leistet er wertvolle Dienste bei Hautinfektionen, oberflächlichen Wunden und bei der Behandlung wunder Brustwarzen von stillenden Müttern.

Tab. 6.3 Anwendungsgebiete von Wildem Indigo

Infektionen des Respirationstraktes
- Sinusitis
- Tonsillitis
- Rhinitis
- Bronchitis

Hautinfektionen
- Wunden
- infektiöse Ekzeme
- wunde Brustwarzen

Mundspülung bei Mundentzündungen

Abwehrstärkung

Wie wird Wilder Indigo angewendet?

Am besten wirkt Wilder Indigo als Tinktur oder alkoholischer Extrakt. Die Verwendung als Pulver oder in Kapsel- bzw. Tablettenform ist jedoch ebenfalls möglich. Normalerweise werden die Wurzeln der Pflanze im Herbst ausgegraben, gesäubert, getrocknet und pulverfein vermahlen. Aus diesem Pulver wird auch ein flüssiger Extrakt (Fluidextrakt) zur innerlichen Anwendung hergestellt.

Ausschlaggebend für die Qualität ist die Frische der Pflanze. Ein Fluidextrakt ist etwa 1 bis 2 Jahre haltbar, Kapseln oder Tabletten haben eine kürze Haltbarkeitsdauer, deshalb vor Gebrauch das Verfallsdatum prüfen.

Zur Behandlung von Infektionen hat sich die Kombination von Wildem Indigo mit Sonnenhut oder Myrrhe bewährt.

Wie zuverlässig wirkt der Wilde Indigo?

Wie Echinacea zeichnet sich auch Wilder Indigo durch eine große Zuverlässigkeit aus. Diese Pflanze kann bei den obengenannten Infektionen gefahrlos sowohl Erwachsenen als auch Kindern verabreicht werden, sogar Kleinkindern in der entsprechend angepaßten Dosierung. Übermäßig hohe Dosen können aber diese Gefahrlosigkeit vermindern.

Zusammenfassung

Wilder Indigo wirkt antibiotisch und abwehrstärkend und hat gleichzeitig eine positive Wirkung auf übermäßige Schleimabsonderungen. Diese Pflanze wird zur Behandlung von katarrhalischen Infektionen der oberen und unteren Atemwege und von Haut- und Mundinfektionen eingesetzt. Wilder Indigo ist für Erwachsene wie für Kinder sehr zuverlässig in der Anwendung (am besten als flüssiger Extrakt), wenngleich sehr hohe Dosen die Sicherheit gefährden.

Bartflechte (Usnea barbata) – das pflanzliche Antibiotikum

Die Bartflechte ist eine Flechtenart, die in nordeuropäischen Wäldern und Obstgärten wächst. Da diese Flechten in langen, grauen Fäden von den Zweigen der Kiefern, Eichen, Tannen und Apfelbäume herabhängen, werden sie auch Baumbart genannt.

Flechten sind eine Gruppe von niederen Pflanzen, die aus je einer Pilz- und einer Algenart zu Doppelwesen vereinigt sind. Sie sind meist so miteinander verwoben, daß sie wie eine Pflanze wirken. Einige Flechten sind leuchtend gelb oder rot und dienen als Färbemittel für schottischen und irischen Tweed.

Wie wirkt Bartflechte?

Usnea barbata ist ein stark wirksames Antibiotikum, das zu Recht als »das pflanzliche Antibiotikum« bezeichnet werden darf. Die von der Bartflechte produzierte Usninsäure hat sich als wesentlich stärker gegen Bakterien erwiesen als Penicillin. Ihre Wirkweise ähnelt insofern der von Penicillin, als sie Bakterien- und Pilzzellen schädigt oder zerstört. Die Bartflechte hat also eine dem Penicillin vergleichbare antibakterielle Wirkung.

Wofür wird Bartflechte verwendet?

Untersuchungen haben gezeigt, daß *Usnea barbata* am besten gegen bestimmte Bakterien wirkt, zum Beispiel gegen *Staphylococcus spp.*, *Streptococcus spp.* und *Mycobacterium tuberculosis* (Tbc-Erreger). Manchmal ist sie sogar effektiver als Penicillin. Es gibt auch Fälle, in denen sie synthetischen Substanzen wie Metronidazol (Produktname Flagyl) überlegen ist, zum Beispiel bei einem Trichomonadenbefall von Scheide und Gebärmutterhals.

Aufgrund der starken antibiotischen Wirkung ist *Usnea barbata* vor allem zur Behandlung von bakteriellen und Pilzinfektionen angezeigt, unter anderem bei bakterieller Sinusitis/Tonsillitis und bakterieller Lungenentzündung sowie bei bakteriellen Hautinfektionen (wie z. B. von Staphylokokken gebildete Furunkel und Abszesse), bei der Fadenpilzerkrankung Kopfgrind (Favus) und bei Fußpilz. Viele pilztötende chemische Mittel auf dem Markt enthalten interessanterweise als Bestandteil *Usnea barbata*.

Bartflechte zeigt *keine* Wirkung bei Harnwegsinfektionen, da diese Entzündungen durch einen anderen Bakterientyp, in der Regel durch *E. coli*, verursacht werden.

Wie wird Bartflechte angewendet?

Usnea barbata wird vorzugsweise als Tinktur angewendet. Bei akuten bakteriellen Infektionen nimmt man zehn Tropfen Tinktur auf etwas Wasser 2- bis 3mal täglich. Etwa die gleiche Menge auf etwas Wasser kann zum Gurgeln bei Halsentzündungen verwendet werden, besonders wenn diese durch Streptokokken ausgelöst worden sind. Bei einer Nebenhöhlenentzündung empfiehlt es sich, einige Tropfen, mit etwas Wasser verdünnt, mehrmals täglich in die Nase einzuträufeln. Zur Behandlung einer Scheidenentzündung verdünnt man einige Tropfen mit etwas Wasser und benutzt die Flüssigkeit in einer Frauendusche (Irrigator).

Wie zuverlässig ist Bartflechte in der Anwendung?

Bartflechte ist zwar zuverlässig in der Anwendung, sollte jedoch möglichst unter ärztlicher Aufsicht eingenommen werden, da sie bei manchen Menschen Magen-Darm-

Störungen verursacht. Deshalb ist es ratsam, mit einer schwachen Dosis zu beginnen und sich über mehrere Tage bis zur empfohlenen Dosis vorzuarbeiten.

Da Bartflechte nur schwer wasserlöslich ist, empfiehlt sich die Zubereitung eines alkoholischen Extraktes. Diesen Extrakt sollte man vor Gebrauch unbedingt verdünnen, da er in konzentrierter Form den Magen zu sehr reizt.

In extrem hohen Dosen kann *Usnea barbata* toxisch wirken. Bei Verwendung eines alkoholischen Extraktes besteht kein Grund zur Sorge, da diese Zubereitungsform relativ rasch absorbiert wird. Ich rate grundsätzlich allen Patienten, Bartflechte niemals ohne ärztliche Aufsicht zu verwenden.

Zusammenfassung

Usnea barbata ist eine Flechtenart, die von Bäumen herunterwächst. Ihre Hauptsubstanz ist die stark antibiotisch wirkende Usninsäure. Bartflechte wird zur Behandlung bestimmter bakterieller Infektionen, Pilzinfektionen und Scheidenentzündungen eingesetzt. Obwohl es sich um eine relativ ungefährliche Arzneidroge handelt, sollte sie möglichst nur unter ärztlicher Aufsicht verwendet werden. Bartflechte erweist sich manchmal wirksamer als das Antibiotikum Penicillin.

Myrrhe (Commiphora molmol)

Die Myrrhe stammt aus einem ganz anderen Teil der Welt, von dort, wo es »Gold, Weihrauch und Myrrhe« gibt. Der Strauch wächst in den trockenen Regionen Arabiens, des

Mittleren Ostens und Nordostafrikas. Seit Jahrhunderten sammeln dort die Menschen das aus der Rinde austretende Gummiharz und verwenden es gegen eine Vielzahl von Infektionen. Die Araber verabreichten es bei Magenbeschwerden und zur Behandlung von Atemwegsinfektionen – das trockene Klima macht den Atmungsorganen nämlich ziemlich zu schaffen.

Wie wirkt Myrrhe?

Es ist nachgewiesen, daß Myrrhenextrakte die Freßtätigkeit der Phagozyten (der körpereigenen Freßzellen) aktivieren. Myrrhe unterstützt somit unser Immunsystem bei der Bekämpfung diverser von Viren, Bakterien oder Pilzen ausgelöster Infektionen. In neueren Untersuchungen ist außerdem wie beim Sonnenhut eine direkte antimikrobielle Wirkung nachgewiesen worden.

Wofür wird Myrrhe verwendet?

Von allen bisher vorgestellten Heilpflanzen ist die Myrrhe das wirksamste Mittel zur Behandlung von Hautinfektionen.

Tab. 6.4 Anwendungsgebiete von Myrrhe

Infektionen der oberen Atemwege	Sinusitis
Infektionen der unteren Atemwege	Bronchitis
Staphylokokken-Erkrankungen	Furunkel Abszesse
Virusinfektionen	Grippe Gewöhnliche Erkältung Lippenbläschen (Herpes simplex)

Wie wird Myrrhe angewendet?

Da das Gummiharz schlecht wasserlöslich ist, wird es am besten als alkoholischer Extrakt (Tinktur) verwendet. Die empfohlene Dosis beträgt 3mal täglich 2 bis 4 ml von dieser Tinktur. Myrrhe sollte vorzugsweise in Kombination mit anderen Heilkräutern eingenommen werden: Bei Infektionen des Respirationstraktes empfiehlt sich Wilder Indigo, bei anderen Infektionen *Echinacea purpurea*.

Wie sicher ist Myrrhe in der Anwendung?

Myrrhe ist ein sehr zuverlässiges pflanzliches Mittel. Es sind weder toxische Wirkungen noch Nebenwirkungen bekannt.

Zusammenfassung

Myrrhe stammt aus Arabien und Nordostafrika. Die Arzneidroge hat eine direkte antimikrobielle Wirkung und stärkt gleichzeitig das körpereigene Abwehrsystem durch eine gesteigerte Freßtätigkeit der Freßzellen. Die Araber benutzten Myrrhe vorwiegend bei Atemwegsinfektionen, aber auch bei anderen Infektionen leistet sie wertvolle Dienste. Das Gummiharz ist schwer wasserlöslich, so daß sich als optimale Zubereitungsform der alkoholische Extrakt anbietet. In Kombination mit Wildem Indigo hilft Myrrhe bei Atemwegsinfektionen, zusammen mit Sonnenhut bei anderen Infektionen.

Thuja occidentalis (Abendländischer Lebensbaum)

Der Abendländische Lebensbaum gehört zur Familie der Zypressengewächse und ist im Nordosten von Nordamerika beheimatet. In Europa wird er als Gartenpflanze, insbesondere als Heckenpflanze, kultiviert und dürfte somit vielen vertraut sein.

Der im 16. Jahrhundert nach Europa eingeführte Lebensbaum erlangte als homöopathisches Mittel Bedeutung. In seinem Herkunftsland wurden vorwiegend die beblätterten Zweigspitzen verwendet. Bei innerlicher Anwendung der Arzneidroge in hohen Dosen oder geringeren Dosen über einen längeren Zeitraum kann es zu starken Nebenwirkungen kommen. Diese Nebenwirkungen treten nicht auf, wenn Thuja auf die Haut aufgetragen oder als homöopathische Zubereitung verwendet wird. Die homöopathische Verwendung von Thuja ist also im Gegensatz zum Pflanzenextrakt gefahrlos. Letzterer sollte nur bei Hauterkrankungen verwendet werden.

Die heilende Wirkung von Thuja – äußerlich – bei Hauterkrankungen (Warzen, auch Warzen im Genitalbereich) ist in zahlreichen medizinischen Artikeln beschrieben worden. Bereits 1838 berichtete ein gewisser Dr. Warnatz über einen Patienten mit extrem hartnäckigen Warzen auf Penis und Hodensack, die er mit Lebensbaum erfolgreich behandelte.

An guten Ergebnissen hat es der wissenschaftlichen Forschung seitdem nicht gemangelt. Die meisten Forschungsarbeiten mit Thuja konzentrieren sich auf die Behandlung von Warzen und den Gebrauch von Thuja zur äußerlichen Anwendung. 1949 beschrieb Halter auch die ausschließlich innerliche Anwendung von Thuja zur Behandlung von Warzen. Heute geht man davon aus, daß der Lebensbaum eine virushemmende Wirkung hat. Er kann somit gegen eine Vielzahl von Viruserkrankungen der Atemwege, des Verdauungstraktes und der Haut innerlich angewendet werden.

Wie wirkt Thuja?

Der Lebensbaum wurde hauptsächlich wegen seiner antiviralen Substanz erforscht. Der eindeutige Beweis für seine virushemmenden Eigenschaften wurde 1971 von Khurana erbracht, der die Wirkungen der Pflanze auf eine Vielzahl verschiedener Viren untersuchte. Andere Forscher haben diesen antiviralen Effekt bestätigt, wenngleich die wirksamen chemischen Verbindungen bislang noch nicht bestimmt sind. Einigen Wissenschaftlern zufolge besitzt Thuja auch antibakterielle Eigenschaften, so daß die Arzneidroge auch zur Behandlung von infizierten oberflächlichen Wunden und Verbrennungen angezeigt ist.

Trotz jahrhundertelanger Verwendung in Volksmedizin und Homöopathie halten sich die wissenschaftlichen Untersuchungen mit Thuja im Vergleich zu anderen Heilpflanzen wie zum Beispiel Sonnenhut bislang in Grenzen.

Wofür wird Thuja verwendet?

Thuja wird vorwiegend gegen Virusinfektionen eingesetzt. Bei einer Erkältung oder Grippe, einer virusbedingten Halsentzündung, einer virusbedingten Kehlkopfentzündung (Laryngitis) oder Bronchitis sollte das pflanzliche Heilmittel in einer homöopathischen Zubereitung eingenommen werden.

Bei viralen Hautinfektionen wie Warzen, besonders im

Genitalbereich, kann die Zubereitung direkt auf die Wucherung aufgetragen werden. Für die äußerliche Anwendung kann ein Pflanzenextrakt verwendet werden. Lebensbaum wirkt außerdem gegen Pilze und Wurmbefall, insbesondere bei Spulwürmern.

Wissenschaftlich belegt ist außerdem, daß Thuja die verbreitete Tropenkrankheit Schistosomiasis (auch Bilharziose) verhindert. Diese Krankheit wird durch einen Wurm verursacht, dessen Larven sich durch die menschliche Haut bohren, wenn diese mit Wasser in Kontakt kommt. Auf die Haut aufgetragen, verhindert Thuja nachweislich die Durchbohrung der Haut.

Es wird weiterhin berichtet, daß Thuja den Nebenschäden einer Pockenimpfung entgegenwirkt.

Wie wird Thuja angewendet?

Thuja wird vorzugsweise als homöopathische Verdünnung eingenommen oder in Form eines flüssigen Pflanzenextrakts äußerlich angewendet. Es kann auch innerlich als pflanzlicher Extrakt verwendet werden, dann aber vorwiegend zur Behandlung von Virusinfektionen der Atemwege. Doch sollte diese Anwendung *nur unter ärztlicher Aufsicht* erfolgen.

Wie sicher ist Thuja in der Anwendung?

Thuja gehört zu den pflanzlichen Arzneimitteln, die nach Möglichkeit von einem Arzt oder qualifizierten Kräuterkundigen verabreicht werden sollten, besonders bei einer oralen Anwendung. Untersuchungen haben ergeben, daß bei einer Zubereitung des Auszugs mit kaltem Wasser oder Alkohol die Nebenwirkungen ausbleiben, wodurch die innerliche Anwendung wesentlich sicherer wird.

Zusammenfassung
Thuja findet seit Jahrhunderten in der amerikanischen Volksmedizin Verwendung und ist seit Beginn des 19. Jahrhunderts in Europa als homöopathisches Mittel bekannt. Sein wesentlicher Nutzen liegt wohl in seiner antiviralen Wirkung begründet. Daher kommt Thuja bei allen virusbedingten Infektionen wie Bronchitis, Kehlkopfentzündung und Halsentzündungen zum Einsatz. Äußerlich kann die Arzneidroge bei Warzen auf der Haut und im Genitalbereich und bei Spulwurmbefall angewendet werden.

Bei homöopathischen Tropfen ist eine sichere Anwendung garantiert, eine innerliche Anwendung als Pflanzenextrakt sollte nur unter ärztlicher Aufsicht erfolgen.

Andere Heilpflanzen

Die bisher genannten vier Heilpflanzen werden häufig zur Behandlung von Infektionen verwendet. Es gibt aber noch eine ganze Reihe anderer, nicht so gebräuchlicher Pflanzen, darunter Salbei, Thymian, Ringelblume, Wermut und Knoblauch. Lebensbaum, dessen antivirale Eigenschaften wissenschaftlich belegt sind, wird separat behandelt.

Salbei (Salvia officinalis) und Thymian (Thymus vulgaris)
Sowohl Salbei als auch Thymian wirken stark antiseptisch und werden deshalb gern zum Gurgeln bei Halsentzündungen, auch bei bakterieller Mandelentzündung (verursacht durch Streptokokken), verwendet. Beide Heilpflanzen sind

außerdem zur innerlichen Anwendung bei Infektionen der oberen und unteren Atemwege geeignet und können äußerlich zur Behandlung von Hautinfektionen eingesetzt werden.

Salbei ist ein ausgezeichnetes Heilmittel gegen Entzündungen des Mund- und Rachenraums. Bei Gingivitis (entzündetem Zahnfleisch) und Stomatitis (Mundschleimhautentzündung) wird die Arzneidroge als Mundspülung verwendet. Sie leistet auch wertvolle Dienste bei (aphtenähnlichen)[7] Mundgeschwüren.

Thymian ist ein ausgezeichnetes Hustenmittel. Geht der Husten mit einer vermehrten Schleimbildung einher (nasser Husten), hilft diese Pflanze beim Abhusten und Herausbefördern des Schleims aus Luftröhre und Bronchien. Bei trockenem Reizhusten lindert Thymian den Hustenreiz. Thymian gehört zu den stärksten antiseptischen Substanzen auf dem Markt und ist deshalb ein wertvolles pflanzliches Mittel zur Behandlung von Infektionen.

Ringelblume (Calendula officinalis)

Die Ringelblume besitzt ausgeprägte pilztötende Eigenschaften und ist somit zur innerlichen und äußerlichen Anwendung bei Pilzinfektionen geeignet. Außerdem ist diese Heilpflanze das Mittel der Wahl bei entzündlichen Hauterkrankungen, Hautinfektionen, schlecht heilenden Wunden und Hautgeschwüren.

Knoblauch (Allium sativum)

Der Knoblauch ist bekannt für seine antibiotischen Eigenschaften. Von den alten Ägyptern wurde er gegen Wur-

[7] Aphten sind entzündliche und sehr schmerzhafte Geschwürchen vor allem im Mund- und Zungenbereich.

merkrankungen und Infektionen verwendet, von den Griechen und Römern gegen Tumore, Wunden und generalisierte Infektionen und von den Chinesen zur Behandlung von Schwäche, Müdigkeit, Infektionen und Tumoren. Im Jahre 1858 stellte Louis Pasteur die außergewöhnlichen antibakteriellen Eigenschaften des Knoblauchs unter Beweis. In den beiden Weltkriegen rettete der Knoblauch unzähligen Menschen das Leben, indem er die Wundinfektion verhinderte. War kein anderes Antiseptikum verfügbar, wurden oberflächliche Wunden mit zerdrücktem Knoblauch eingerieben und anschließend verbunden.

Neuere Untersuchungen haben gezeigt, daß Knoblauchsaft mehr als 60 Pilzarten und mehr als 20 Bakterienarten, darunter auch einige sehr aggressive Arten, in ihrem Wachstum hemmen oder gar abtöten kann. Interessanterweise findet der Knoblauch derzeit auch starke Beachtung der Ärzteschaft wegen seiner Fähigkeit, den Cholesterinspiegel im Blut zu senken, und wegen seiner krebshemmenden Eigenschaften.

Der für die antibiotischen bzw. antimikrobiellen Eigenschaften verantwortliche Wirkstoff ist im Knoblauchöl enthalten. Dieses Öl enthält eine Schwefelverbindung namens Allicin, die Bakterien und Pilze abtötet. Beim Verzehr von Knoblauch gelangt das Öl in den Verdauungstrakt und wird von dort ins Blut aufgenommen. Es wird anschließend über die Lungen ausgeschieden, was den strengen, durchdringenden Geruch des Atems erklärt. Aus diesem Grund empfiehlt sich Knoblauch vor allem zur Behandlung von Infektionen des Verdauungstraktes und der Atemwege.

Wermut (Artemisia absinthium)
Wie sein volkstümlicher Name Wurmkraut bereits andeutet, ist Wermut ein bewährtes Wurmmittel, insbesondere bei Befall mit Spulwürmern. Wegen seines extrem bitteren Geschmacks empfiehlt sich die Einnahme in Tablettenform.

Zusammenfassung
Es gibt eine Reihe von Pflanzen mit starken antibiotischen und abwehrstärkenden Eigenschaften. Bei richtiger Anwendung bilden diese Pflanzen die Grundlage für alle natürlichen Antibiotika. Interessanterweise haben viele dieser hilfreichen chemischen Verbindungen für die Pflanze selbst kaum einen Nutzen. Ein Großteil von ihnen wird vielmehr produziert, um dem Rest der Natur beizustehen. Die Schönheit und Weisheit der Natur ist immer wieder erstaunlich.

Esberitox – ein interessantes pflanzliches Mittel zur Abwehrstärkung

Esberitox ist ein relativ neues pflanzliches Arzneimittel, das Extrakte aus Echinacea, Wildem Indigo und Thuja enthält und als Tropfen und Tabletten angeboten wird.

Als ich das erste Mal von diesem Präparat hörte, war ich begeistert und zugleich dankbar, daß es auch andere gab, die in meiner Richtung arbeiteten. In den letzten fünf Jahren konnte ich bei meinen Patienten eine große Nachfrage nach Purpursonnenhut und Wildem Indigo verzeichnen, deshalb ist es praktisch, ein Präparat zur Hand zu haben, das die abwehrstärkenden Eigenschaften dieser beiden Pflanzen mit denen einer dritten Pflanze teilt – dem

Lebensbaum, der inzwischen für seine antiviralen Eigenschaften bekannt ist.

Welche Wirkstoffe enthält Esberitox?

Die drei in Esberitox enthaltenen Pflanzen stimulieren das körpereigene Abwehrsystem.

Wie wirkt Esberitox?

Die Inhaltsstoffe in Esberitox (Glykoproteine und Polysaccharide) sind in der Lage, sich an die Oberfläche bestimmter Zellen (Makrophagen) im Immunsystem zu heften. Diese chemischen Verbindungen aktivieren dann das Immunsystem, das heißt, sie schützen vor einer Infektion und verkürzen eine bereits bestehende Infektion. Die Hersteller von Esberitox empfehlen die Verwendung des Präparates in Kombination mit einem Antibiotikum, vor allem wenn es sich um schwere bakterielle Infektionen handelt. Ich würde mich dieser Empfehlung anschließen, doch wie bereits eingangs erwähnt, sind die meisten Infektionen – insbesondere Atemwegsinfektionen bei Kindern – virusbedingt, und deshalb müßten diese pflanzlichen Substanzen eigentlich ausreichen.

Wofür wird Esberitox verwendet?

Esberitox ist bei einer Vielzahl von Erkrankungen angezeigt, wie aus der umstehenden Tabelle hervorgeht.

Tab. 6.5 Anwendungsgebiete von Esberitox

Akute und chronische Infektionen der Atemwege

Schwere bakterielle Infektionen (in Kombination mit einem Antibiotikum)
  Halsentzündungen durch Streptokokken
  Mittelohrentzündung

Bakterielle Hautinfektionen
  Furunkel
  Abszesse
  Eiterflechte

Zur Vorbeugung gegen Infektionen
  (bei einer Abwehrschwäche)

Zur Vermehrung der weißen Blutkörperchen im Anschluß an eine Krebsbehandlung (mit Strahlentherapie und/oder Chemotherapie)

Sind Nebenwirkungen bekannt?

Es sind keine Nebenwirkungen bei oraler Anwendung von Esberitox bekannt. Wird es intravenös verabreicht, was selten vorkommt, kann es in einigen Fällen zu einer kurzfristigen Reaktion kommen. Eine solche Reaktion wird in der sanften Medizin als erwünschte oder positive Wirkung bezeichnet. Sie gilt also nicht als Nebenwirkung im herkömmlichen Sinne, denn darunter ist eine negative oder unerwünschte Wirkung zu verstehen. Da Esberitox aber auch Thuja enthält, kann das Präparat Kontraktionen der Uteruswand auslösen und ist somit in der Schwangerschaft kontraindiziert.

Zusammenfassung
Esberitox kommt bei bakteriellen und viralen Infektionen zum Einsatz. Es stärkt nicht nur die natürlichen Abwehrkräfte, sondern hat auch antivirale und antibakterielle Eigenschaften. Sehr hilfreich ist es für Krebspatienten nach einer Chemotherapie oder Strahlentherapie, aber auch Patienten mit einem geschwächten Immunsystem profitieren von einer Behandlung mit Esberitox.

Fallbeispiel 6
Jennifer: Drüsenfieber

Der Hausarzt hatte bei der 13jährigen Jennifer Drüsenfieber diagnostiziert. Bei dieser virusbedingten Krankheit kommt es im Anfangsstadium zu Fieberanstieg und Schwellung der Lymphdrüsen. In manchen Fällen werden auch Leber und Milz vergrößert. Drüsenfieber ist eine schwere Erkrankung, und bis zur völligen Genesung können Monate vergehen. Später kann es zu chronischer Müdigkeit führen. Jennifers Blutwerte ergaben, daß das Virus in ihrem Körper noch immer aktiv war.

Als erstes verordnete ich Jennifer ein Mittel zur Abwehrstärkung und hochdosiertes Vitamin C (gerade während einer Infektion benötigt der Körper größere Mengen an Vitamin C). Diese Maßnahmen bewirkten eine deutliche Besserung der Symptome, so daß sie wieder zur Schule gehen konnte. Innerhalb von sechs Wochen hatten sich ihre Blutwerte zwar normalisiert, aber sie klagte weiterhin über Beschwerden im rechten Oberbauch. Bei einer Untersuchung stellte ich fest, daß die Leber noch immer vergrößert und druckempfindlich war. Ich verabreichte dem Mädchen Mariendistel *(Silybum marianum)*, eine Heilpflanze, die die Leberfunktion unterstützt. Zwei Monate später war Jennifer wieder völlig genesen.

Zusammenfassung

Während meines Medizinstudiums lernte ich, wie man das Immunsystem quasi *ausschalten* kann, und zwar mit Steroiden, Azathioprin und Cyclosporin – Arzneimitteln, die Patienten nach erfolgter Transplantation und zur Behandlung bestimmter Autoimmunkrankheiten verabreicht werden. Wie man die körpereigenen Abwehrkräfte stärken kann, lernte ich jedoch nicht. Erst Jahre später fand ich heraus, daß es durchaus Möglichkeiten gab, die körpereigene Abwehr zu steigern.

Es stimmt optimistisch, daß Heilpflanzen wie Sonnenhut, Wilder Indigo und Lebensbaum zunehmend Verwendung finden. Ermutigen auch Sie Ihren Hausarzt, sich mehr für diese heilenden Pflanzen zu interessieren, um sie dann verordnen zu können. Aufgrund der hohen therapeutischen Sicherheit sind diese pflanzlichen Mittel nicht verschreibungspflichtig und können unbesorgt verwendet werden. Sollten Sie trotzdem noch Zweifel haben, holen Sie fachlichen Rat von einem Heilpraktiker, Homöopathen, Apotheker oder einem naturheilkundlich arbeitenden Arzt ein.

7. Homöopathie

Homöopathische Medikamente werden überwiegend aus pflanzlichen, aber auch aus tierischen und mineralischen Substanzen wie Schwefel und Phosphor hergestellt. Winzige Dosen dieser Substanzen werden eingesetzt, um die Selbstheilungskräfte des Körpers auf spezielle Weise zu stimulieren. Beim Husten beispielsweise verordnet ein Homöopath ein Heilmittel, das den Husten anregt, denn durch Husten entledigt sich der Körper eines Reizstoffes (eines Virus, eingeatmeten Staubs, Rauches) aus der Luftröhre. Mit anderen Worten, homöopathische Medikamente regen die Selbstheilungskräfte des Körpers an. Sonnenhut und Wilder Indigo, von denen wir bereits gehört haben, werden bei Infektionen oft in homöopathischer Zubereitung zur Steigerung der körpereigenen Abwehrkräfte eingesetzt. Diese Heilmittel sind ungefährlich, selbst bei Neugeborenen, denn sie haben keinerlei *Nebenwirkungen*. Sie werden wie chemisch-synthetische Arzneimittel in vielen verschiedenen Formen angeboten, unter anderem als Tabletten, Tropfen, Verdünnungen, Ampullen, Zäpfchen und Nasensprays.

Einfache und komplexe Homöopathie

Derzeit werden in Europa zwei verschiedene Formen der Homöopathie praktiziert. Die traditionelle Form wird als klassische Homöopathie bezeichnet. Dieses Therapieprinzip basiert auf der Anwendung jeweils eines Heilmittels. Ein Homöopath, der nach der klassischen Homöopathie arbeitet, wählt das jeweilige Medikament entsprechend einem komplexen Krankheitsbild, das er nach genauer und ausführlicher Befragung des Patienten gewonnen hat. Die Kunst des Homöopathen oder Arztes besteht also darin, das genau passende Präparat für die Symptome des Patienten zu finden.

Neueren Datums ist die sogenannte komplexe Homöopathie, bei der mehr als ein Heilmittel gleichzeitig zur Anwendung kommt. Die Mehrheit der homöopathischen Ärzte in Europa arbeitet inzwischen mit Komplexmitteln, weil diese schneller wirken.

Die folgende Tabelle zeigt Beispiele für ein homöopathisches Einzelmittel und zwei Komplexmittel. Das Einzelmittel enthält nur eine Substanz in einer Stärke oder Potenz – in diesem Fall (7.1a) Echinacea D 10. Ein Komplexmittel kann mehrere Substanzen (7.1c) oder verschiedene Potenzen einer Substanz (7.1b) enthalten.

Tab. 7.1 Homöopathische Einzelmittel im Gegensatz zu Komplexmitteln

Einzelmittel	*Komplexmittel*	
7.1 (a)	*7.1(b)*	*7.1(c)*
Echinacea D 10	Echinacea D 10	Echinacea D 10
	Echinacea D 30	Baptisia D 10
	Echinacea D 100	Bryonia D 30

Homöopathische Komplexmittel

In meiner Praxis verschreibe ich inzwischen auch eine Reihe von homöopathischen Komplexmitteln. Erwachsenen und Kindern mit akuten Infektionen verordne ich häufig ein Heilmittel namens *toxi-loges*. Kindern mit wiederkehrenden Infektionen verabreiche ich *Echinacea compositum*. Beide Präparate werden in Deutschland hergestellt und sind in ihrer Wirkung sehr ähnlich.

toxi-loges

toxi-loges ist ein Mittel zur Behandlung von bakteriellen und Virusinfektionen. Besonders angezeigt ist es als vorbeugende Maßnahme bei Menschen, die anfällig für chronische Infektionen sind. Es verkürzt außerdem die Genesung nach einer schweren Infektion.

Tab. 7.1 nennt einige Anwendungsgebiete für toxi-loges.

Tab. 7.2 Anwendungsgebiete für toxi-loges

Infektiöse Erkrankungen
- Schnupfen und Erkältungen
- Bronchitis
- Tonsillitis
- infektiöse Kinderkrankheiten: Mumps, Masern
- lokale Infektionen: Furunkeln, Abszesse

Zur Vorbeugung gegen Infektionen

Zur Verkürzung der Rekon aleszenz

toxi-loges enthält verschiedene homöopathische Substanzen, einige davon aus dem Pflanzenreich (Sie werden vermutlich einige Namen wiedererkennen).

Echinacea (Sonnenhut)	ein Immunstimulans
Baptisia (Wilder Indigo)	bei katarrhalischen Infektionen und örtlichen Infektionen wie Sinusitis
Bryonia (Zaunrübe)	bei katarrhalischen Symptomen der Schleimhaut
Eupatorium (Wasserhanf)	ebenfalls zur Bekämpfung der Schleimhautentzündung
Ipecacuanha (Brechwurz)	auswurffördernd, schleimfördernd und somit lindernd bei Husten

Weitere Bestandteile: *Aconitum* (Sturmhut) und Likörwein

toxi-loges enthält als entzündungshemmende und abwehrstärkende Substanzen Sonnenhut und Wilden Indigo. Außerdem enthält das Präparat Zaunrübe und Wasserhanf, die jeweils günstig auf die entzündete Schleimhaut der Atemwege einwirken.

Echinacea compositum

Das andere homöopathische Komplexmittel, das in meiner Praxis häufig zum Einsatz kommt, heißt Echinacea compositum und ist inzwischen vielen meiner Patienten bekannt.[8] Wie toxi-loges hat es ein breites Wirkungsspektrum.

Echinacea compositum enthält die gleichen Substanzen wie toxi-loges sowie die folgenden Bestandteile:

Lachesis (Buschmeister)	ein ausgezeichnetes Mittel bei Blutvergiftung

[8] Echinacea compositum wird von verschiedenen Herstellern angeboten. Die Zusammensetzungen sind deshalb nicht immer dieselben.

Thuja (Lebensbaum)	antiviral; wichtig in den Fällen, in denen eine Infektion mit Antibiotika behandelt wurde
Phytolacca americana (Kermesbeere)	zur Entstauung vergrößerter Lymphknoten

Nosoden[9] oder Impfstoffe gegen *Streptococcus spp.* und *Staphylococcus spp.*

sowie eine Antigrippe-Nosode

Echinacea compositum enthält Buschmeister, Lebensbaum und Kermesbeere. Diese Substanzen sind mit Klebkraut *(Galium aparine)* kombiniert, das ausgezeichnet gegen entzündete Lymphknoten hilft. Außerdem enthält Echinacea compositum Nosoden oder Impfstoffe zur Behandlung von Infektionen, die durch Streptokokken, Staphylokokken und Influenzaviren verursacht worden sind. Jeder Arzt, der ernsthaft um eine sichere Behandlung von Infektionen bemüht ist, sollte mit diesem wunderbaren Präparat arbeiten. Da der Pflanzenextrakt von Echinacea compositum einen strengen Nachgeschmack verursachen kann, wird gerade für kleine Kinder häufig die homöopathische Zubereitung verwendet.

Engystol

Auch Engystol ist ein homöopathisches Komplexmittel, das oft in Kombination mit Echinacea zur Behandlung von

[9] Aus krankhaften Körpermaterialien hergestelltes homöopathisches Arzneimittel zur Behandlung entsprechender Erkrankungen. Nosoden sind in der homöopathischen Liste gesondert aufgeführt!

Viruserkrankungen eingesetzt wird. Es wird in Form von Tabletten und als Injektionslösung in Ampullen angeboten. Engystol ist wirksam bei Virusinfektionen wie Grippe, gewöhnlichen Erkältungen, Drüsenfieber, viraler Magen-Darm-Entzündung, Herpes simplex (Lippenbläschen), Gürtelrose usw. Derzeit wird geprüft, ob das Mittel zur unterstützenden Behandlung von Hepatitis- und Aids-Patienten geeignet ist.

Eine virusbedingte Mandelentzündung bei einem Kind würde ich zum Beispiel mit Engystol behandeln und zusätzlich zur Mobilisierung der körpereigenen Abwehrkräfte Echinacea compositum als Tropfen oder Injektionslösung verabreichen. Damit läßt sich eine akute Infektion rasch in den Griff bekommen. Um die Genesung voranzutreiben, würde ich dann weitere sieben Tage die Tropfen geben. Zur Entstauung der Lymphknoten könnte man noch Klebkraut als Extrakt oder als homöopathische Zubereitung geben. Das folgende Fallbeispiel verdeutlicht dieses Behandlungsprinzip.

Fallbeispiel 7
Jackie: Mandelentzündung

Jackie kam gleich nach den ersten Beschwerden zu mir in die Praxis, im Gegensatz zu so vielen anderen Patienten, für die ich die letzte Anlaufstelle bin. Jackie hatte eine Mandelentzündung (Tonsillitis). Bei der Untersuchung stellte ich fest, daß die Mandeln zwar entzündet, aber nicht vereitert waren. Außerdem waren ihre Lymphknoten vergrößert, und sie hatte etwas Temperatur. Ich diagnostizierte eine virale Tonsillitis und verschrieb ihr Vitamin C, Echinacea-compositum-Ampullen und das entzündungshemmende Engystol in Ampullenform für fünf Tage.

Bereits nach 48 Stunden war bei Jackie eine deutliche Besserung eingetreten. Später verabreichte ich noch das pflanzliche Mittel Klebkraut, um die gestaute Lymphe in den vergrößerten Lymphknoten abzuleiten.

Jackies Fall war relativ unkompliziert. Er verdeutlicht, wie einfach eine akute Infektion mit natürlichen Heilmitteln zu behandeln ist. Leider sind die Beschwerden vieler meiner Patienten ernsterer Natur, und nicht immer sprechen sie auf so einfache therapeutische Maßnahmen an.

Patienten mit chronischen Infektionen werden nach einem anderen Therapieplan behandelt, auf den ich später noch ausführlicher eingehen werde.

Kinder sprechen so gut auf homöopathische Komplexmittel an, daß es eine wahre Freude ist, sie zu behandeln. Und ich finde es sehr schön, meinen Patienten Medikamente zu verschreiben, die ich auch für mich selbst verwenden würde. Im Laufe der Jahre gab es hin und wieder Situationen, in denen ich diese Medikamente nehmen mußte, beispielsweise um einer Erkältung oder Grippe den Garaus zu machen. Diese Mittel haben sich für mich und meine Familie als so nützlich erwiesen, daß sie inzwischen fester Bestandteil unserer Reiseapotheke sind. Es erfüllt mich mit großer Dankbarkeit, wenn ich sehe, daß meine jüngste Tochter Marianne, die früher so infektanfällig war, sich heute bester Gesundheit erfreut.

Unerwünschte Wirkungen von Antibiotika

Zuweilen ist es erforderlich, Patienten wegen Nebenwirkungen von Antibiotika zu behandeln, wie bei Gerard im Fallbeispiel 4. Es gibt homöopathische Medikamente, die eigens dazu entwickelt wurden, die durch Antibiotika verursachten Schäden im Körper zu beheben. Diese Heilmittel heißen manchmal genauso wie das Antibiotikum, zum Beispiel Tetracyclin. Wenn Patienten diesen Namen hören oder lesen, sind sie verunsichert und haben Angst, daß auch ich ihnen Antibiotika verordne. Eine einfache Erklärung oder ein Blick in meine *Materia Medica* (ein Buch, in dem alle homöopathischen Medikamente und ihre Wirkungen aufgelistet sind) nimmt ihnen ihre Angst.

Tab. 7.3 zeigt die von mir beobachteten gängigsten Nebenwirkungen, die durch den Gebrauch von Antibiotika auftreten.

Tab.7.3 Nebenwirkungen von Antibiotika

Wirkungen auf den Respirationstrakt (obere und untere Atemwege)

- vermehrte Schleimproduktion
- verstopfte Nase
- Ohrenschmerzen
- juckende Ohren

Wirkungen auf den Verdauungstrakt

- Bauchschmerzen/Abdominalbeschwerden
- Übelkeit
- vermehrte Blähungen (Winde)
- veränderte Bakterienflora
- geschädigte Bauchspeicheldrüse

Auswirkungen auf den Mineralstoff- und Vitaminbedarf

Unterversorgung mit bestimmten Mineralstoffen (Zink, Kalzium, Magnesium)

Unterversorgung mit bestimmten Vitaminen (K, B_2, B_3)

Allgemeine Wirkungen

Müdigkeit

Stimmungsschwankungen

abgeschwächte Immunantwort

Sobald ich eines dieser Symptome an einem Patienten beobachte, bin ich vorgewarnt, daß eventuell eine Schädigung durch Antibiotika vorliegt. Unter Umständen wird im Laufe der Behandlung ein homöopathisches Antidot (Gegenmittel) erforderlich.

In diesem Zusammenhang fällt mir der Fall eines jungen Mannes ein, der wegen seiner Teenagerakne bereits zweimal mit Tetracyclin behandelt worden war. Die erste Behandlung dauerte sechs Monate, die zweite im Abstand von acht Wochen noch einmal zwölf Monate. Wenn ein Breitband-Antibiotikum über einen so langen Zeitraum zum Einsatz kommt, treten fast zwangsläufig Schädigungen auf, insbesondere am Verdauungssystem.

Ich schickte den Patienten zur Untersuchung ins Labor, und die Laborwerte ergaben eine Schädigung der Bauchspeicheldrüse und Veränderungen in der Bakterienflora. Ferner stellte sich bei der Laboruntersuchung heraus, daß es notwendig war, Tetracyclin in homöopathischer Zubereitung zu verabreichen, was ich denn auch tat. Das löste zwar nicht sein Akneproblem, aber diese Arzneimittelgabe wurde nötig, damit der Patient überhaupt irgendeine positive Reaktion auf die Medikamente gegen Akne zeigte.

Das sind die Schwierigkeiten, die bei der Anwendung

der Homöopathie auftreten. Man muß zuerst Medikamente auswählen, die den Allgemeinzustand des Patienten verbessern (z. B. entgiftende Medikamente), damit das für die jeweiligen Beschwerden verschriebene Mittel eine bessere Wirkung zeigt.

Manche Patienten sind derart »verseucht«, daß es Wochen oder Monate dauern würde, ihren Allgemeinzustand zu verbessern, um danach mit der eigentlichen Behandlung ihrer Symptome beginnen zu können. Dieser hohe Verseuchungsgrad kann verschiedene Ursachen haben: Trinken von Leitungswasser, das Schwermetalle und Chemikalien wie Chlor und Fluor enthält; Genuß von Lebensmitteln mit chemischen Zusätzen; Einatmen von verschmutzter Luft; Gebrauch von Arzneimitteln (insbesondere Steroide, entzündungshemmende Medikamente und Antibiotika); körperlicher Streß durch Überarbeitung oder Konsum von anregenden Genußmitteln wie Tee und Kaffee.

Zusammenfassung

Homöopathische Komplexmittel werden zur Behandlung akuter und chronischer Infektionen eingesetzt. Sie stärken aber auch die körpereigene Abwehr, beheben die Schäden, die Arzneimittel wie Antibiotika dem Organismus zufügen, und entgiften den Körper.

Homöopathische Einzelmittel

Die klassische Homöopathie beschränkt sich auf die Anwendung jeweils nur eines Arzneimittels in einer bestimmten Stärke oder Potenz. Die Auswahl des jeweiligen Mittels für einen Patienten hängt stark von den geschilderten Symptomen ab (siehe Tab. 7.4 und 7.5). Bei kleinen Kindern ist es oft schwierig, eine exakte Krankenbefragung durchzuführen. Obwohl die Wirkung bei Einzelmitteln bisweilen verzögert eintritt, ist der Erfolg meist durchschlagend.

Tab. 7.4 Homöopathische Einzelmittel bei Tonsillitis

Symptome	*mögliches Mittel*
wenn Schlucken das Halskratzen verschlimmert	Lachesis
wenn Schlucken das Halskratzen lindert	Ignatia
wenn die Symptome mit Antibiotika unterdrückt wurden	Thuja
wenn der Hals nur rechtsseitig betroffen ist	Lycopodium
wenn die Mandeln geschwollen sind	Apis mellifica

Tab. 7.5 Homöopathische Einzelmittel bei Ohrenschmerzen

Symptome	*mögliches Mittel*
wenn die Ohrenschmerzen nach einer Erkältung oder nach Masern auftreten und mit gelbem Eiter einhergehen; nachts Verschlimmerung der Beschwerden	Pulsatilla

Symptome	*mögliches Mittel*
wenn das Kind gereizt ist und sich nicht halten läßt; es kann unerträglich werden; Verschlimmerung beim Hinunterbeugen	Chamomilla
akutes Auftreten der Schmerzen; Schmerz ist sehr heftig, und das Kind leidet große Qualen; Schmerz strahlt eventuell ins Gesicht oder in den Nacken aus	Belladonna

Chamomilla gibt man Kleinkindern, die zahnen; Belladonna ist ein Mittel gegen Scharlach. Alle Einzelmittel sowie einige Komplexmittel sind in Apotheken, zum Teil auf Bestellung, erhältlich. Erkundigen Sie sich bei Ihrem Homöopathen oder Arzt.

Ich halte es für notwendig, den Patienten in seiner Gesamtheit zu sehen und zu behandeln. Dazu gehört auch eine Umstellung der Ernährung, der Lebensführung und (gegebenenfalls) die Zufuhr von Mineralstoffen und Vitaminen. Meiner Ansicht nach lassen sich insbesondere bei einer durch Streptokokken hervorgerufenen Mandelentzündung mit einem schnellwirkenden Komplexmittel auch bessere Resultate erzielen. Aus diesem Grunde bevorzuge ich Heilmittel, die speziell entzündungshemmend wirken. Dazu zählen *Echinacea compositum* und *toxi-loges* sowie die in Kapitel 6 behandelten pflanzlichen Mittel.

Homöopathische Medikamente machen in meiner Praxis den Großteil der Verschreibungen aus. Ich halte diese Mittel für außerordentlich effektiv, denn ich kann damit nicht nur gegen eine akute Infektion angehen, sondern auch Patienten mit chronischen und rezidivierenden (wiederkehrenden) Infektionen unterstützend behandeln. Ich habe hier nur einige wenige vorgestellt; es sind natürlich weitaus mehr Zubereitungen erhältlich. Die meisten werden in Großbritannien, Frankreich und Deutschland hergestellt. Wenn Sie von dieser »anderen« Medizin profitieren möchten, sollten Sie nur Heilmittel von seriösen Herstellerfirmen verwenden.

Fallbeispiel 8
Karen: rezidivierende Entzündungen im Brustraum, Müdigkeit und ständige Wehwehchen

Karen war gerade 5 Jahre alt, als ihre Mutter sie zu mir in die Praxis brachte und die obengenannten Symptome schilderte. Bei der anschließenden Untersuchung und beim Röntgen des Brustraumes diagnostizierte ich eine Infektion in der unteren rechten Lunge. Ich behandelte das Kind homöopathisch, und es sprach gut darauf an.

Zwei Rückfälle innerhalb der nächsten zwei Monate ließen jedoch darauf schließen, daß noch etwas anderes im Gange war. Ich hatte den Verdacht, daß das Abwehrsystem des Kindes geschwächt war, also ließ ich es elektronisch untersuchen. Die Laboruntersuchung ergab, daß das Kind bereits als Fetus in der Gebärmutter mit Quecksilber aus den Amalgamfüllungen der Mutter verseucht worden war. Also verabreichte ich ein homöopathisches Entgiftungsmittel, das eigens dazu entwickelt wurde, Metalle wie Quecksilber aus dem Körper zu entfernen. Mittlerweile ist ein Jahr vergangen, und es sind keine neuerlichen Infektionen aufgetreten.

Dieses Fallbeispiel ist in zweierlei Hinsicht interessant. Zum einen hat es mich gelehrt, nach dem Gesundheitszustand der Mutter während der Schwangerschaft zu fragen, welche Medikamente sie eingenommen hat usw. Zum anderen habe ich daraus gelernt, auf der Suche nach der Ursache einer Erkrankung weiterzubohren, insbesondere dann, wenn es einem Kind auf Dauer nicht bessergeht. In dieser Hinsicht finde ich das elektronische Austesten sehr hilfreich, denn es können dadurch Probleme aufgedeckt werden, die mit herkömmlichen klinischen Methoden nur schwer festzustellen sind.

Seitdem ich Karen vor über 18 Monaten getestet habe, sind mir in meiner Praxis weitere Fälle untergekommen, in denen Kinder bereits im Mutterleib *(in utero)* durch die quecksilberhaltigen Zahnfüllungen ihrer Mütter vergiftet wurden. Quecksilber ist hoch giftig und kann sich aus den Zahnfüllungen lösen. Sobald es verschluckt wird, gelangt es in den Blutkreislauf und über die Plazenta zum ungeborenen Kind, dessen Gesundheit dann Schaden nimmt.

Die große Bedeutung der homöopathischen Impfung

Mitte der siebziger Jahre war in Brasilien ein gehäuftes Auftreten der bakteriellen Meningitis (Hirnhautentzündung) zu beobachten. Um eine weitere Ausbreitung der Krankheit zu verhindern, impften homöopathische Ärzte über 18 000 Kinder mit einer homöopathischen Nosode (Impfstoff) des Bakteriums, das die Hirnhautentzündung verursacht *(Neisseria meningitidis)*. Verglichen mit anderen

Kindern in der Region kam es bei den geimpften Kindern zu weniger Meningitis-Neuerkrankungen.

Das Ergebnis dieser Behandlung spricht eindeutig für die Homöopathie und macht deutlich, daß es höchste Zeit für die Regierungen ist, sie als eine gültige Form der Medizin anzuerkennen.

Die Homöopathie wurde in Europa und Nordamerika so populär, weil sie es schaffte, die Choleraepidemie, die im 19. Jahrhundert auf diesen Kontinenten wütete, einzudämmen. Statistiken aus jener Zeit, erstellt von Krankenhäusern aus verschiedenen Teilen Europas, belegen, daß die Sterblichkeitsrate in homöopathischen Krankenhäusern im Vergleich zu herkömmlichen Krankenhäusern wesentlich niedriger lag. So starben zum Beispiel 1831 in der ungarischen Stadt Raab nur 6 von 154 homöopathisch behandelten Patienten, verglichen mit 59 Prozent der schulmedizinisch behandelten. Im übrigen Europa schwankte die Sterblichkeitsrate zwischen 2 und 20 Prozent für die homöopathisch behandelten Cholerapatienten und zwischen 50 und 60 Prozent für die herkömmlich behandelten Patienten. Diese Statistiken – sie wurden von den jeweiligen Regierungen zurückgehalten, um nicht die Schulmedizin zu diskreditieren – zeugen unbestreitbar von der durchschlagenden Wirkung der Homöopathie.

Erst vor wenigen Jahren (1992) noch erwiesen sich homöopathische Medikamente bei einer Choleraepidemie in Peru als so wirksam, daß Gaucher und Mitarbeiter, die eine Studie darüber vorlegten, inzwischen einen großangelegten klinischen Versuch gestartet haben. Homöopathische Arzneimittel sind preiswert, wirksam und leicht anzuwenden. Ihr Einsatz ist somit sinnvoll, sowohl unter wirtschaftlichem als auch unter gesundheitlichem Aspekt.

8. Diätetik

Um am Leben zu bleiben, müssen wir täglich atmen und essen. Die Nahrung, die wir unserem Körper zuführen, ist von elementarer Bedeutung für unsere Gesundheit. Gute Nahrung – naturbelassene Nahrungsmittel, von der Natur für uns zum Essen ausersehen – versorgt unseren Körper mit allen Nährstoffen, die wir zur Gesunderhaltung und vor allem für ein intaktes Immunsystem benötigen. Schlechte Nahrung – denaturierte oder stark bearbeitete Nahrungsmittel – greift auf Dauer unsere Gesundheit an und macht uns anfällig für Infektionen.

Nach einem fast 12jährigen Aufenthalt in Afrika war ich bei meiner Rückkehr nach Europa geradezu schockiert, als ich sah, was die Leute so alles aßen. In Afrika basiert die Ernährung weitestgehend auf naturbelassenen Nahrungsmitteln. Die Menschen essen nur sehr wenig industriell verarbeitete Nahrungsmittel, weil sie zu teuer sind. Was im Garten hinterm Haus wächst, kostet nicht viel, was dagegen aus der Fabrik kommt, ist für viele unerschwinglich. In Europa ist ein Großteil der Nahrung, die wir zu uns nehmen, »tote« Nahrung. Sie enthält viel zu viel Zucker und ist meist stark bearbeitet.

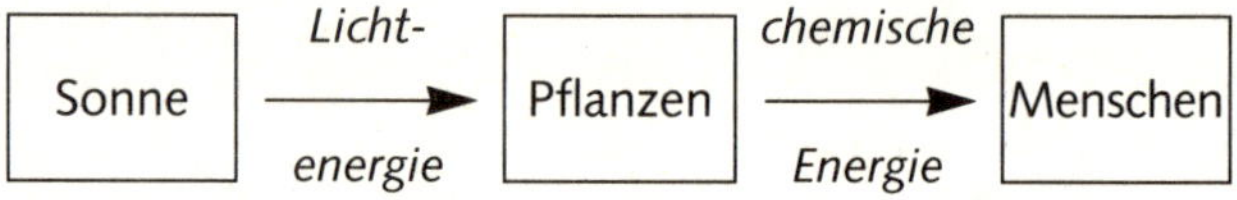

Abb. 8.1

Sämtliche Energie auf der Erde stammt von der Sonne. Die Sonne versorgt uns mit Wärme und Licht. Wie aus der Abb. 8.1 hervorgeht, nutzen die Pflanzen die Strahlungsenergie der Sonne, um daraus in einem wunderbaren Prozeß, der als Photosynthese bezeichnet wird, Nahrung herzustellen. Bei der Photosynthese wird die Lichtenergie in chemische Energie umgewandelt. Diese Energie wird dann an uns weitergegeben, sobald wir die Pflanze verspeisen. Daher bezeichnen wir naturbelassene Nahrungsmittel als energiereich. Einfach ausgedrückt: Die Sonnenenergie gelangt über die Pflanze in unseren Körper und hält ihn gesund.

Die Menschen sind ein Teil dieses Energieflusses, was aus der folgenden Abbildung deutlich wird.

Kein Wunder also, daß so viele Kulturen die lebenspendende Sonne verehrt haben!

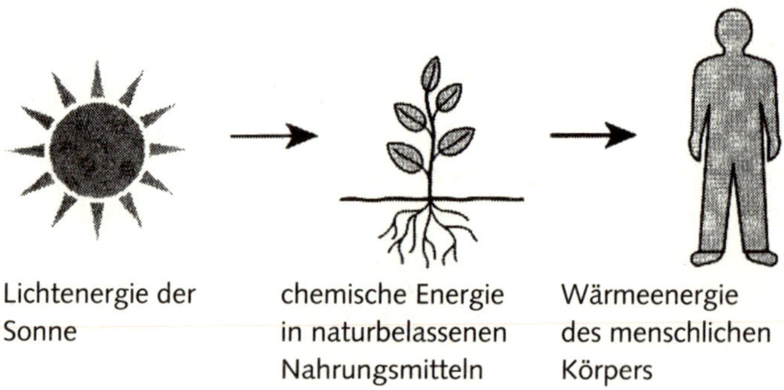

Abb. 8.2

Viele Nahrungsmittel, die wir zu uns nehmen, werden diesem Energiefluß entzogen und industriell verarbeitet. Es werden zum Beispiel künstliche Aromastoffe, Farbstoffe und Konservierungsstoffe zugegeben. Die Nahrungsmittel werden damit ihrer natürlichen Energie beraubt, sind gewissermaßen »tot«. Durch die Zusätze wirken sie wie ein Gift auf den Körper, und das bedeutet für den Körper mehr Arbeit bei der Ausscheidung.

Die Botschaft ist simpel: Je naturbelassener unsere Nahrung ist, desto energiereicher ist sie, und desto gesünder ist unser Körper.

Wasser

Ohne Wasser können wir nicht überleben. Der menschliche Körper besteht zu etwa 60 Prozent aus Wasser, deshalb sollten wir nicht vergessen, täglich eine Menge davon zu trinken. Für eine Frau von 50 kg werden etwa 1 bis 1½ Liter Wasser täglich empfohlen, für einen Mann von 70 kg etwa 1½ bis 2 Liter.

Da diese Flüssigkeitsmengen nur Richtwerte sind, ist es besonders wichtig, auf die Körpersignale zu achten. Wenn man Durst hat, sollte man Wasser trinken, allerdings darauf achten, daß es gutes Trinkwasser ist. Am besten ist gefiltertes oder frisches Quellwasser. Manchmal wird Chlor eingesetzt, um schädliche Bakterien im Wasser abzutöten (aus diesem Grund wird es in Schwimmbädern verwendet). Allerdings macht Chlor auch einigen der »guten« Bakterien im menschlichen Verdauungsapparat den Garaus. Es ist festgestellt worden, daß Chlor Asthmaanfälle auslösen kann und Arteriosklerose (eine Verkalkung der Arterien) begünstigt.

In vielen Ländern wird das Trinkwasser auch generell mit Fluor angereichert. Fluor, eigentlich zur Kariesprophylaxe bestimmt, verursacht erwiesenermaßen Schädigungen des Gehirns und der Nervenzellen sowie der Leber. Außerdem führt es verstärkt zu Knochenbrüchen. Fluor stimuliert zwar das Knochenwachstum, aber der Knochen ist oft mit Mineralstoffen unterversorgt und damit anfälliger für Brüche.

Meine Kindheit verbrachte ich in Nordirland auf dem Land, wo wir hinten im Garten eine Quelle hatten. Diese Quelle versorgte uns viele Jahre mit Trinkwasser. Da zu jener Zeit kaum chemische Insektizide und Pestizide von den Bauern eingesetzt wurden, war das Wasser rein und konnte gefahrlos getrunken werden. Es kam schließlich direkt aus der Natur. Heute jedoch lassen Berichte über chemische Untersuchungen des Grundwasserspiegels in verschiedenen Teilen Europas keinen Zweifel darüber aufkommen, welcher Schaden unseren kostbaren Wasservorräten in den letzten vierzig Jahren zugefügt wurde. Infolgedessen sind wir gezwungen, entweder gefiltertes Wasser oder Tafelwasser aus Flaschen zu trinken.

In den späten sechziger Jahren fuhren wir mit unserer Schulklasse nach Frankreich. Zu meinem Erstaunen mußte ich feststellen, daß sehr viele Franzosen Wasser in Flaschen tranken, was für mich völlig neu war. Heute ist Wasser in Flaschen weltweit etwas ganz Alltägliches. Dies zeigt uns nur allzu deutlich, wie schlecht unsere Trinkwasserqualität mittlerweile ist.

In Afrika entscheidet Wasser über Leben und Tod. Aufgrund der verunreinigten Wasservorräte wird ein hoher Prozentsatz der Kinder bereits in den ersten Lebensjahren dahingerafft. Viele sterben an Magen-Darm-Katarrh und anderen Krankheiten, die durch Trinkwasser übertragen werden. Gutes Trinkwasser entscheidet in Afrika über die Gesundheit einer ganzen Dorfgemeinschaft. Der Grundstoff des Lebens – Wasser – wird allmählich ungenießbar.

Zucker

Die Zuckermengen, die der Durchschnittsbürger (Erwachsene wie Kinder) in der westlichen Welt konsumiert, sind in der Tat besorgniserregend. Beim Einkaufen in einem europäischen Supermarkt stellt man mit Entsetzen fest, wie viele der dort angebotenen Produkte Zucker enthalten. Die meisten Frühstücksgetreide und Getreideprodukte enthalten Zucker – das können bei einer Schale Müsli umgerechnet bis zu zwei Eßlöffel sein. Auch Limonaden zeichnen sich durch einen hohen Zuckergehalt aus. Bei Coca-Cola sind das pro Glas (200 ml) sieben Teelöffel Zucker! Diese Beispiele zeigen, wie wichtig es ist, die Etiketten aller industriell hergestellten Produkte aufmerksam zu lesen. Wenn Sie die genauen Mengen der einzelnen Bestandteile eines bestimmten Produktes wissen wollen, schreiben Sie an den Hersteller.

Raffinierter Zucker ist wie Auszugsmehl (d. h. kleiefreies Mehl) ein Produkt der westlichen Welt, das erst mit der Industrialisierung aufkam. Dieser isolierte Zucker ist ein denaturiertes Nahrungsmittel und als solches für die Ernährung des Menschen absolut unnötig, und – was noch schlimmer ist – er beeinträchtigt die Gesundheit. Schon vor 150 Jahren warnten die Indianer vor den schädlichen Auswirkungen des isolierten Zuckers auf den Organismus. Sie beobachteten, daß der weiße Mann zuviel Süßes aß, wodurch sein Körper geschwächt wurde. Heute zeigt sich, wie recht sie damit hatten.

Zucker fördert das Wachstum einer Reihe von Bakterien und Pilzen, ist also ein ideales Nährmedium für diese Mikroorganismen. Infolgedessen macht eine zuckerreiche Ernährung anfällig für Infektionen. Der Zuckerkonsum geht mit Zahnfäule (Karies), Candida-Infektionen und (erhöhter) Schleimproduktion einher, insbesondere bei Menschen mit Atembeschwerden wie zum Beispiel Asthmatikern. Viele Menschen sind heute regelrecht süchtig nach Zucker. Wie bei Zigaretten kann es für die Betroffenen sehr schwer sein, auf Zucker zu verzichten.

Eine Studie von Sanchez und Mitarbeitern (1973) belegt, daß ein hoher Zuckerkonsum sich nachteilig auf das Immunsystem auswirkt. Die Wissenschaftler zeigten auf, daß Zucker die weißen Blutkörperchen in ihrer Freßtätigkeit beeinträchtigt, sie also daran hindert, schädliche Bakterien anzugreifen und zu zerstören. Diese Untersuchung orientierte sich an der Forschungsarbeit eines amerikanischen Physikers namens Sandler, der während seiner Arbeit mit Opfern der Polioepidemie Ende der vierziger Jahre zu der Überzeugung gelangt war, daß ein hoher Zuckerkonsum die Anfälligkeit für diese Krankheit erhöhe. Die 1973 durchgeführte Studie stützte Sandlers Hypothese, indem sie belegte, daß isolierter Zucker das Immunsystem schwächt. Andere Untersuchungen belegen, daß Zucker dem Körper Vitamine und Mineralstoffe raubt, so zum Beispiel Zink (siehe Kapitel 9), das bei Mangel die körpereigene Abwehr negativ beeinflußt.

Der beste Zucker ist stets der natürlich enthaltene Zukker in frischem Obst oder Trockenfrüchten. Rosinen, Sultaninen und Datteln sind ausgezeichnete Zuckerlieferanten und können anstelle von Zucker zum Süßen des Frühstücksmüslis verwendet werden. Viele Afrikaner kauen rohen Rohrzucker und haben keine Last mit den Beschwerden, wie wir sie hier im Westen kennen. Das liegt wohl auch daran, daß natürliche Zucker, die im Verband ganzer Lebensmittel zugeführt werden, den Organismus mit Mineralstoffen wie Kalzium versorgen, wohingegen isolierter Zukker dem Körper das Kalzium entzieht.

Zucker wirkt sich nachteilig auf die Gesundheit aller Menschen aus, besonders betroffen sind jedoch kleine Kinder, die oft Riesenmengen davon verzehren. Viele Kinder, die zu mir in die Sprechstunde kommen, leiden unter ständig wiederkehrenden Infektionen, Asthma und Ekzemen. Es ist auch alarmierend, wie viele von ihnen einen Mangel an diversen Mineralstoffen aufweisen. Als erstes rate ich den kleinen Patienten, ihren Zuckerkonsum einzuschränken. Bei manchen von ihnen ist das Allgemeinbefinden derart gestört, daß ich vorübergehend ein striktes Zuckerverbot anordne, damit sich der junge Organismus wieder erholen kann. Diese therapeutische Maßnahme zeigt fast unmittelbar die gewünschte Wirkung: Die Kinder haben wieder mehr Appetit und Energie. Es kommt zu einer Verbesserung aller Körperfunktionen.

Bei den Erwachsenen stelle ich ein gehäuftes Auftreten von Pilzinfektionen, Hautausschlägen und Candidosen des Darms fest. Bei vielen dieser Infektionen tritt eine Besserung ein, wenn Zucker und zuckerhaltige Nahrungsmittel aus der Ernährung verbannt werden.

Bei öffentlichen Vorträgen werde ich oft gefragt, ob der Körper denn überhaupt Zucker benötigt. Die Antwort lautet: Ja, aber nicht regelmäßig und in großen Mengen in

Form von isolierten Zuckern wie Glucose, Dextrose und Saccharose. Der in Früchten und Honig enthaltene Zucker – Fructose – ist natürlichen Ursprungs und weitaus gesünder. Man bedenke auch, daß stärkehaltige Nahrungsmittel wie Kartoffeln und Reis aus langkettigen Glucosemolekülen bestehen. Diese Ketten werden bei der Verdauung langsam zerlegt, wobei die Glucose nach und nach in kleinen Mengen ins Blut gelangt.

Werfen Sie einen Blick auf die graphische Darstellung in Abb. 8.3. Beim Verzehr von naturbelassenen stärkehaltigen Nahrungsmitteln steigt der Blutzuckerspiegel allmäh-

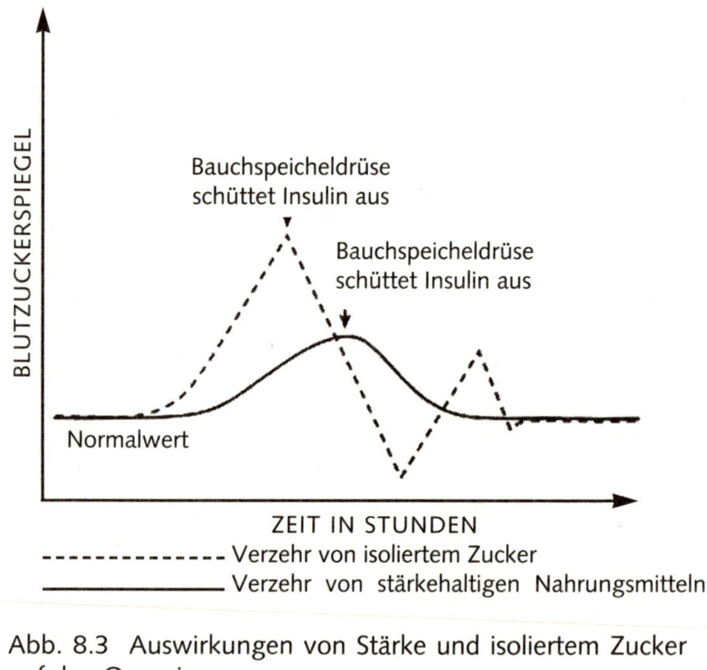

Abb. 8.3 Auswirkungen von Stärke und isoliertem Zucker auf den Organismus

lich an (siehe durchgehende Linie). Sobald ein bestimmter Wert überschritten ist, schüttet die Bauchspeicheldrüse Insulin aus, woraufhin der Blutzuckerspiegel langsam wieder auf Normalwerte absinkt. Anders verhält es sich beim Verzehr von isoliertem Zucker oder zuckerreichen Nahrungsmitteln (z. B. Süßigkeiten). Hierbei kommt es zu einem raschen Anstieg (siehe gestrichelte Linie) des Blutzuckerspiegels mit hohen Glucosekonzentrationen. Das bedeutet eine starke Belastung für die Bauchspeicheldrüse, die nun gezwungen ist, große Mengen Insulin auszuschütten, da zuviel Zucker im Blut gefährlich ist (Hyperglykämie).

Das ständige Auf und Ab des Blutzuckerspiegels durch die Zufuhr von zuckerreichen Nahrungsmitteln bringt den Organismus durcheinander. Bauchspeicheldrüse und Nebennieren (vermehrte Ausschüttung von Adrenalin) geraten unter Streß, was dazu führen kann, daß der Blutzuckerspiegel unter den Normalwert absinkt (Hypoglykämie), wie aus der Graphik zu ersehen ist. Der gelegentliche Verzehr von zuckerhaltigen Nahrungsmitteln bereitet keine größeren Schwierigkeiten, problematisch wird es nur, wenn Bauchspeicheldrüse und Nebennieren unter Dauerstreß stehen. Diese Probleme lassen sich vermeiden, wenn man sich auf naturbelassene Nahrungsmittel beschränkt und jeden industriell verarbeiteten, chemisch reinen Zucker meidet, denn damit tut man seinem Körper nichts Gutes.

Industriell verarbeitete Nahrungsmittel

Es ist von der Natur nicht vorgesehen, daß wir uns von Produkten aus Flaschen, Dosen, Gläsern und Schachteln ernähren. Der menschliche Organismus benötigt Nahrungsmittel, die er leicht verdauen und in körpereigene Aufbaustoffe umwandeln kann. Er braucht nicht nur Eiweiß, Kohlenhydrate und Fett, sondern auch Vitamine und Mineralstoffe. Die Versorgung eines natürlichen Organismus mit naturbelassenen Nahrungsmitteln ist sinnvoll, die Zufuhr unnatürlicher Chemikalien, wie sie zum Teil in industriell verarbeiteten Nahrungsmitteln vorkommen, macht dagegen keinen Sinn.

In den fünfziger und sechziger Jahren gehörten industriell verarbeitete Nahrungsmittel zu jenem zweifelhaften Paket, das den Menschen der westlichen Welt als »Fortschritt« verkauft wurde. Der Wochenmarkt wurde durch den Supermarkt ersetzt in dem Glauben, größer sei besser. Und auch der Supermarkt nahm immer größere Dimensionen an und nannte sich Verbrauchermarkt. Es sei daran erinnert, daß das vorrangige Ziel der Nahrungsmittelindustrie der Profit ist und nicht die Gesundheit. Zum Glück sieht man in letzter Zeit wieder zunehmend kleinere Märkte, und auch das Angebot an kontrolliert-biologischen Produkten wächst. Diesen Trend gilt es unbedingt zu unterstützen, nicht nur uns, sondern auch unseren Kindern zuliebe. Setzen Sie Ihren Lebensmittel- bzw. Gemüsehändler unter Druck, Bioprodukte in sein Sortiment aufzunehmen.

Die Qualität von Getreide, Obst und Gemüse aus kommerziellem Anbau hat in den letzten zehn Jahren rapide abgenommen. Eine Möhre aus einem Gartenbaubetrieb in Großstadtnähe ist in der Regel qualitativ schlechter als eine Möhre, die in einer unbelasteten Region gewachsen ist.

Unter wirtschaftlichem Druck werden im Intensivanbau Chemikalien eingesetzt, die den Boden auslaugen. Ausgelaugte Böden produzieren ausgelaugte Gemüse von minderer Qualität. Alle Nährstoffe, die eine Möhre benötigt, müssen aus dem Boden kommen. Wenn die Bodenbeschaffenheit schlecht ist, weil zu viele Ernten zu rasch aufeinanderfolgten, mangelt es dem Boden an wichtigen Vitaminen und Mineralstoffen. Wenn wir dann Nahrungsmittel essen, die unter solchen Umständen angebaut worden sind, mangelt es unserem Körper ebenfalls an diesen lebenswichtigen Stoffen, und damit schließt sich der Kreis der Unterversorgung mit Mineralstoffen und Vitaminen.

Das qualitativ beste Getreide, Obst und Gemüse stammt aus kontrolliert-ökologischem Anbau, also von Höfen, die bewußt auf chemische Düngemittel, chemische Pestizide (Schädlingsbekämpfungsmittel) und chemische Herbizide (Unkrautvertilgungsmittel) verzichten und dem Boden zwischen den Erntezyklen genügend Zeit zum Regenerieren lassen.

Sie verstehen nun sicher auch, warum es so wichtig ist zu wissen, wie und wo unser Obst und Gemüse angebaut wird. Wenn Sie über die Herkunft der Lebensmittel im Zweifel sind, bauen Sie selbst welche an oder kaufen Sie Erzeugnisse aus kontrolliert-ökologischem Anbau.

Probiotischer Joghurt

Wenn Sie wüßten, wie wichtig der Verzehr von probiotischem Joghurt ist, würden Sie ihn täglich tonnenweise essen. Zur Vermeidung von Darmkrankheiten, angefangen bei Verstopfung bis hin zu Darmkrebs, empfiehlt es sich, täglich 100 bis 200 ml probiotischen Joghurt zu essen.

Welche Kulturen enthält probiotischer Joghurt?

Probiotischer Joghurt enthält wie die meisten fermentierten Milchprodukte, darunter auch Buttermilch, die Milchsäurebakterien *Lactobacillus bulgaricus* und *Streptococcus thermophilus*. Außerdem enthält er Joghurtkulturen, die sich bekanntlich positiv auf die Darmtätigkeit auswirken: *Lactobacillus acidophilus* und *Bifidobacterium bifidus* (oft verkürzt zu Acidophilus bzw. Bifidus). In diesen beiden Kulturen liegt das Geheimnis der therapeutischen Wirkung von probiotischem Joghurt begründet.

Worin unterscheidet sich probiotischer Joghurt von handelsüblichem Joghurt?

Probiotischer Joghurt wird im Gegensatz zu handelsüblichem Joghurt nach dem Bebrüten mit den Bakterienstämmen *nicht* wärmebehandelt. Die aktiven Bakterienkulturen gelangen also unbeschadet in den Darmtrakt und können sich dort vermehren. Die meisten handelsüblichen Joghurts werden einer Wärmebehandlung unterzogen, wodurch die wertvollen lebenden Bakterienkulturen absterben. Handelsübliche Joghurts sind demnach therapeutisch nicht so wertvoll wie Joghurts mit lebenden Acidophilus- und Bifidus-Kulturen.

Was ist so gut an probiotischem Joghurt?

Milliarden von Bakterien tummeln sich auf der menschlichen Haut, im Verdauungstrakt (vom Mund bis zum After) und in der Vagina. Sie alle sind notwendig, damit diese Organe ordnungsgemäß funktionieren. Der medizinische

Fachausdruck für diese Milliarden von Bakterien lautet *Bakterienflora*. Die Bakterienflora bezeichnet also die Anwesenweit von Bakterien auf der Oberfläche bzw. im Innern des Körpers. Die meisten dieser Bakterien finden sich im Verdauungstrakt, wo bis zu 500 verschiedene Arten angesiedelt sind. Diese Bakterienarten werden unter dem Oberbegriff *Darmflora* zusammengefaßt. Die Darmflora ist zuständig für eine Reihe wichtiger Aktivitäten im Verdauungsprozeß, von denen einige in engem Zusammenhang mit der körpereigenen Abwehr, dem Ernährungszustand und der Entgiftung des Körpers stehen.

Die Qualität unserer Darmflora wird davon bestimmt, ob die verschiedenen Bakterienarten im Gleichgewicht sind. Diese halten sich gegenseitig unter Kontrolle und verhindern so, daß sich eine bestimmte Art übermäßig ausbreitet. Faktoren wie Ernährung, Dauerstreß, Operationen, extreme Temperaturschwankungen und Arzneimittel (z. B. Antibiotika) können dieses Gleichgewicht jedoch empfindlich stören. Ist die Bakterienflora beispielsweise durch die Einnahme eines Antibiotikums teilweise zerstört, treten an die Stelle der vernichteten »guten« Bakterien oft schädliche Bakterien. Bestimmte Antibiotika wie Amoxycillin können die Bakterienflora des Darms und der Vagina erheblich durcheinanderbringen. In beiden Körperregionen kann es zu einer Hefebesiedlung namens Soor kommen, die durch *Candida albicans* ausgelöst wird. Ein Vaginalsoor äußert sich als Ausfluß, im Darm dagegen fällt der Soor weniger auf, da anfangs kaum oder gar keine Symptome auftreten.

Bei einem gesunden Menschen produzieren »gute« Bakterien, wie sie in probiotischem Joghurt (Acidophilus und Bifidus) vorkommen, Milchsäure, die das Milieu sauer halten. Schädliche Bakterien und Hefepilze, die für den Soor verantwortlich sind, können sich in einem sauren Milieu nicht ausbreiten; sie vermehren sich nur bei vermindertem Säuregehalt. Die Einnahme von bestimmten Arzneimitteln (insbesondere von Antibiotika und der Antibabypille) kann eine solche Verminderung bewirken. Diese Arzneimittel verändern die von Natur aus ausgewogene Bakterienflora in Verdauungstrakt und Genitalregion, so daß es zu einer chronischen Infektion dieser Organe mit schädlichen Bakterien, Hefen oder Pilzen kommen kann.

»Gute« Bakterien spielen bei der Verdauung eine überaus wichtige Rolle. Je höher zum Beispiel der Prozentsatz dieser »guten« Bakterien im Verdauungstrakt ist, desto mehr wird die Peristaltik (natürliches Zusammenziehen des Darms) angeregt. Durch diese Darmbewegungen werden Abfallprodukte mit dem Kot hinausbefördert.

Die Zusammensetzung der Bakterienpopulation im Darm wirkt sich nachweislich stärker auf die Beschaffenheit des Darms aus als die Zufuhr von Ballaststoffen. Die Ärzteschaft schwört mittlerweile bei vielen Darmbeschwerden auf Kleie als wichtigste ernährungsphysiologische Maßnahme. Allerdings war der Zusammenhang zwischen Darmkrebs und einer gestörten Darmflora zur Zeit meines Medizinstudiums bereits eindeutig erwiesen.

Eine gesunde Darmflora hat darüber hinaus noch diverse andere Vorteile. Einige davon wollen wir im Anschluß etwas näher beleuchten.

1. Auswirkungen der Darmflora auf Darmkrebs

Zahlreiche Studien belegen, daß Vegetarier weitaus seltener an Darmkrebs erkranken als Fleischesser. Stuhlproben von strengen Vegetariern (Veganern) zeigten eine wesentlich höhere Population von Laktobazillen *(Lactobacillus acidophilus)* – die ja die »guten« Bakterien darstellen. Der Verzehr von Fleisch begünstigt eine Zunahme von Fäulnisbakterien (»schlechte« Bakterien) und eine Abnahme von Laktobazillen (»gute« Bakterien). Die Fäulnisbakterien sind in der Lage, chemische Verbindungen (z. B. toxische Amine) zu produzieren, die die Darmschleimhaut schädigen und letzten Endes zur Bildung von Krebszellen führen können. Da Laktobazillen dagegen schützen, ist die tägliche Zufuhr dieser Bakterienkulturen zur Vorbeugung gegen Darmkrebs absolut wichtig.

Es hat sich auch gezeigt, daß »gute« Bakterien während der Behandlung von Darmkrebs wertvolle Dienste leisten. Neumeister konnte 1969 nachweisen, daß die in probiotischem Joghurt enthaltenen Bakterienstämme *Lactobacillus acidophilus* und *Bifidobacterium bifidus* – während der Strahlentherapie verabreicht – die Nebenwirkungen dieser Behandlung (z. B. Durchfall) von 61 auf 21 Prozent senkten. Andere Untersuchungen haben dies bestätigt, und so empfehle auch ich die Zufuhr dieser wertvollen Bakterienkulturen (z. B. in Form von probiotischem Joghurt) bei Strahlentherapie und Chemotherapie im Zuge der Krebsbehandlung.

2. Darmflora und Kalziumresorption

Die Aufnahme von Kalzium durch die Darmschleimhaut in die Blutbahn (Resorption) wird durch eine gesunde Darmflora verbessert. Wie bereits eingangs erwähnt, produzieren die »guten« Bakterien im Darm Säuren wie die Milchsäure. Die Kalziumresorption wird in einem sauren Milieu erhöht. Dies ist besonders bei Osteoporose[10] von Bedeutung, einer Krankheit, von der vor allem Frauen nach der Menopause betroffen sind, die wenig Bewegung haben und sich kalziumarm ernähren. Der tägliche Verzehr von probiotischem Joghurt kann die Kalziumresorption steigern und damit Osteoporose vorbeugen.

3. Darmflora und Cholesterin

Verschiedene Studien haben gezeigt, daß die Zufuhr von »guten« Bakterien wie beispielsweise Acidophilus die Cholesterinkonzentration im Serum herabsenkt (Mann und Spoerry, 1974; Mann, 1977).

Ferner wiesen Säuglinge niedrigere Cholesterinspiegel auf, wenn sie anstelle gewöhnlicher Milch ein mit Laktobazillen angereichertes Milchpräparat erhielten. Ähnliche Beobachtungen gibt es über Ferkel, die cholesterinreich gefüttert wurden.

Diese Studien bestätigen, daß die Zufuhr von »guten« Bakterien, wie sie in probiotischem Joghurt vorkommen, die Cholesterinkonzentration im Serum reduzieren und damit das Risiko einer Herzerkrankung senken.

4. Darmflora und Verstopfung/Durchfall

Sowohl Verstopfung als auch Durchfall lassen sich mit probiotischem Joghurt behandeln. Zahlreiche medizinische Forscher haben die günstigen Auswirkungen von Laktobazillen auf die Darmbewegungen herausgestellt, sei es in

[10] Osteoporose ist eine Kalzium- oder Knochenstoffwechselstörung, bei der sich Kalzium aus den Knochen löst und diese dann brüchig werden.

Form von probiotischem Joghurt oder als gefriergetrocknete Kapseln.

Regelmäßige Darmbewegungen sind für jedermann wichtig, noch wichtiger aber sind sie im Alter. Der Verzehr von probiotischem Joghurt wirkt sich bei älteren Menschen nicht nur auf den Verdauungsprozeß, sondern auf den ganzen Körper günstig aus. Das im Joghurt enthaltene Kalzium schützt zusätzlich vor Osteoporose.

Durchfall ist ein häufiges Problem auf Reisen. Reisende leiden oft unter allen möglichen Formen von Magen-Darm-Störungen, insbesondere unter Infektionen wie Magen-Darm-Katarrh, der sich zu einer langwierigen Entzündung ausdehnen kann. Wenn man vor und während des Urlaubs Laktobazillen zu sich nimmt, kann dies vor Krankheiten schützen, die durch Krankheitserreger des Darms verursacht werden.

5. Darmflora und Antibiotika-Behandlung

Die Behandlung mit einem Antibiotikum (insbesondere mit einem Breitband-Antibiotikum wie Amoxycillin, Tetracyclin und Ampicillin) und die Langzeitbehandlung mit Antibiotika (wie z. B. bei der Aknetherapie) bringen die Darmflora oft aus dem Gleichgewicht. Sehr starke Antibiotika wie Clindamycin und Lincomycin können sogar drastische Veränderungen bewirken. Orale Antibiotika verursachen oft Magen-Darm-Störungen, vor allem bei kleinen Kindern. Viele klagen über vage Symptome wie Übelkeit, dumpfen Schmerz und Bauchgrimmen. Andere leiden unter Durchfall (die vermutlich häufigste Nebenwirkung unter Antibiotika), reichlichen Abgang von Blähungen, Blähbauch und Appetitlosigkeit. Dauerhafte Probleme können zu Allergien, ständig wiederkehrenden

Infektionen und Reizdarm bis zu ernsthafteren Beschwerden wie chronischer Candidose (Darmsoor), Diabetes und Leberschäden führen.

Wegen der erhöhten Krankheitsanfälligkeit nach einer Antibiotika-Behandlung ist es außerordentlich wichtig, die Darmflora so schnell wie möglich wieder ins Gleichgewicht zu bringen. In den fünfziger Jahren rieten die Ärzte ihren Patienten, während einer Antibiotika-Behandlung unterstützend zu einer Bakterienkultur zu greifen. Heute wird diese Empfehlung kaum noch ausgesprochen, obwohl im Vergleich zu damals wesentlich mehr Antibiotika verordnet werden, wobei die stärkeren Medikamente inzwischen häufiger vertreten sind.

Während einer Behandlung mit Antibiotika sollte man sich zusätzlich »gute« Bakterien zuführen, vorzugsweise Acidophilus in Kombination mit Bifidus. Das schützt vor vielen gastrointestinalen Nebenwirkungen.

6. Die Darmflora produziert wichtige Vitamine zur Gesunderhaltung

In Gegenwart von lebenden Laktobazillus-Kulturen, wie sie in fermentierten Milchprodukten wie probiotischem Joghurt vorkommen, ist ein deutlicher Anstieg der Konzentrationen an Folsäure und der meisten B-Vitamine zu verzeichnen. Das haben wissenschaftliche Untersuchungen eindeutig bestätigt. Wie viele dieser Vitamine tatsächlich durch die Darmwand aufgenommen und dann vom Körper verwertet werden können, bleibt allerdings weiter unklar.

Laktobazillen im Darm produzieren Vitamin K_2. Dieses Vitamin ist wichtig zur Bildung von Substanzen, die die Blutgerinnung in der Leber sicherstellen. Deshalb ist der Körper darauf angewiesen, daß die Darmbakterien genügend Vitamin K_2 produzieren. Ein Mangel an Vitamin K kann zu Nasenbluten, vermehrten blauen Flecken, Blut im Urin (Hämaturie) und zu übermäßigem Blutverlust während der Menstruation führen. Zum Glück ist etwas Vitamin K als Vitamin K_1 in grünem Gemüse enthalten. Also selbst bei einer gestörten Darmflora müssen keine Mangelerscheinungen auftreten, wenn man genügend Grüngemüse ißt.

In Krankenhäusern ist häufig ein Vitamin-K-Mangel bei Neugeborenen zu beobachten. Da ihnen die Laktobazillen im Darm fehlen, können sie dieses Vitamin auch nicht synthetisieren. In den meisten Kliniken bekommen die Babies nach der Geburt 1 mg Vitamin K zur Vorbeugung gegen spontane Blutungen verabreicht – was einmal mehr beweist, wie wichtig eine gesunde Bakterienflora im Verdauungstrakt ist.

Während meiner Zeit in Afrika konnte ich beobachten, daß die sogenannten primitiven Völker – die Fulani in Westafrika, die Massai in Ostafrika, die Buschmänner in Südafrika sowie die Zulus, die Sotho und die Xhosa in Südafrika – allesamt geronnene (fermentierte) Milch verwendeten. Die meisten Volksgruppen, die Iren eingeschlossen, kennen seit alters her fermentierte Milchprodukte (Joghurt, Quark, Buttermilch usw.) oder verwenden diese Produkte auch heute noch. Sie als Leser wissen jetzt, warum. Die alten Weisheiten kommen heute durch die Wissenschaft ans Licht.

7. Eine gesunde Darmflora verhindert Darminfektionen

Es ist mittlerweile eindeutig wissenschaftlich belegt, daß Laktobazillen Substanzen produzieren, die das Wachstum von Krankheitserregern (pathogenen Erregern) hemmen.

Bei einer Versorgung mit Laktobazillen als Nahrungsergänzung treten erwiesenermaßen bei Menschen wie Tieren weniger Darminfektionen auf (Shahani und Ayebo, 1980). Laktobazillen produzieren Bakteriozine, die in den Körper eingedrungene Krankheitserreger abtöten oder in ihrem Wachstum hemmen. *Lactobacillus acidophilus* ist eine Laktobazillus-Art, die mehrere dieser Stoffe produziert, beispielsweise Acidophilin, Lactocidin und Acidolin (Hamdan und Mitarbeiter, 1973).

8. Die Darmflora stimuliert das Immunsystem

Die Bakterienflora im Darm unterliegt einer ständigen Veränderung – es handelt sich dabei um eine dynamische Population von Mikroorganismen und nicht um eine statische. Der Körper muß auf diese Veränderungen reagieren, vor allem aber das Immunsystem muß sich den neuen Gegebenheiten anpassen. Veränderungen in der Bakterienflora stimulieren daher das Immunsystem und erhöhen dadurch die körpereigene Abwehr. Diese starke immunisierende Wirkung ist lebenswichtig, wenn der Körper zwischen gutartigen und bösartigen Bakterien unterscheiden soll. Insofern unterstützt die Darmflora das körpereigene Immunsystem.

Dies sind nur einige Vorzüge, die lebende Bakterienkulturen bieten. Diese Kulturen sollten nach Möglichkeit täglich zugeführt werden, insbesondere aber bei Darmbeschwerden oder einer Behandlung mit Antibiotika.

Andere Präparate oder Produkte, die Bakterienkulturen enthalten

Probiotischer Joghurt ist im allgemeinen ein Produkt aus Kuhmilch, kann aber auch aus Schaf- oder Ziegenmilch hergestellt werden. Wer jedoch keine fermentierte Milch in Form von probiotischem Joghurt mag, der kann auf ein Bakterienpräparat zurückgreifen, das als gefriergetrocknete Kapseln angeboten wird. Diese Kapseln enthalten die wertvollen Bakterien *Lactobacillus acidophilus* entweder in reiner Form oder in Kombination mit anderen Bakterienkulturen wie *Bifidobacterium bifidus*. Diese Tabletten werden in den meisten Reformhäusern und Apotheken unter den Handelsnamen Acidophilus, Biodophilus und Multidophilus angeboten. Obwohl diese Tabletten ausgezeichnet sind, würde ich stets zu natürlichen Produkten raten: zu fermentierten Milchprodukten. Ich bin mir allerdings darüber im klaren, daß manche Menschen, insbesondere Kinder, keinen Joghurt mögen und andere beispielsweise unter einer Kuhmilchallergie leiden. Für diese Menschen sind die gefriergetrockneten Präparate eine gute Alternative. Die Kapseln sollten stets kühl aufbewahrt und nach dem Öffnen der Packung innerhalb von drei Wochen aufgebraucht werden.

Bei der Verwendung von mikroorganismenhaltigen Präparaten ist folgendes zu beachten: Da Bakterien temperaturempfindlich sind, sollten diese Präparate nie zusammen mit sehr kalten oder sehr heißen Nahrungsmitteln bzw. Getränken eingenommen werden. Auch auf die richtige Zusammenstellung der Nahrungsmittel ist bei der Einnahme dieser Präparate zu achten: Essen Sie also nicht eiweißhaltige und stärkehaltige Nahrungsmittel (Brot, Kartoffeln, Reis, Nudeln) in derselben Mahlzeit. Bei einer falschen Zusammenstellung bleiben die Nahrungsmittel nämlich zu lange im Magen. Damit wird auch das mikroorganismenhaltige Präparat unnötig lange der Magensäure ausgesetzt, so daß die wertvollen Bakterien bereits dort abgetötet werden.

Je schneller diese Bakterien aber aus dem Magen in den Dünndarm gelangen, desto größer ist der Anteil der Bakterien, die überleben.

Molke

Molke ist ein Nebenprodukt bei der Käseherstellung. Was nach dem Abtrennen von Eiweiß und Fett übrigbleibt, wird als Molke bezeichnet. Diese Molke ist reich an Milchsäure und Enzymen. Säuren wie die Milchsäure sorgen im Darm für einen gleichbleibend niedrigen pH-Wert und töten alle schädlichen Bakterien und Pilze ab. Der niedrige pH-Wert regt außerdem die Peristaltik an, was wiederum eine geregelte Verdauung garantiert.

Aufgrund ihres Säuregehalts ist Molke ein natürliches Antiseptikum und somit ein ausgezeichnetes Mittel gegen Halsentzündungen und katarrhalische Entzündungen der Atemwege. Molkekuren waren im letzten Jahrhundert in ganz Europa populär, und viele Menschen, die königliche Familie eingeschlossen, reisten in die Schweizer Kurorte, um sich dort einer Molkekur zu unterziehen. Diese Form der naturheilkundlichen Ernährungstherapie wurde bei verschiedenen Darmstörungen angewandt, angefangen bei Verstopfung bis hin zu Beschwerden der Bauchspeicheldrüse, bei Hormonstörungen, Fettleibigkeit und Kreislaufstörungen wie verstopfte Arterien.

Wie probiotischer Joghurt sollte auch Molke dem Körper täglich zugeführt werden, insbesondere bei bereits bestehenden Darmstörungen wie Blähungen, Verstopfung, veränderter Darmbeschaffenheit, veränderter Bakterienpopulation, Divertikulitis (Entzündung einer Ausstülpung des Dickdarms), Kolitis (Entzündung des Dickdarms) und chronischen Darmentzündungen. In den vergangenen sechs Jahren habe ich alle diese Darmstörungen behandelt und kann mich dem, was die Schweizer Ärzte seit vielen Jahren über die Bedeutung von Molke und Joghurt sagen, nur anschließen.

Für die innerliche Anwendung gibt man 1 Teelöffel bis 1 Eßlöffel Molke auf ein Glas Wasser und trinkt dies zu den Mahlzeiten. Das reguliert die Absonderung von Magensäure und unterstützt gleichzeitig die Darmfunktionen. Da Molke bei der Käseherstellung anfällt, kann dieses Produkt problemlos über Käsereien bezogen werden. Auch in Reformhäusern und Gesundheitsläden ist Molke inzwischen erhältlich. Molkosan ist ein ausgezeichnetes Produkt von dem berühmten Schweizer Naturarzt Alfred Vogel.

Zusammenfassung

Als ich die medizinische Fakultät verließ, wußte ich kaum etwas über Ernährung. Das Wissen, das ich seitdem angesammelt habe, stammt größtenteils aus Kursen für Naturmedizin, die überwiegend in Österreich abgehalten wurden. Früher hielt ich Ernährung für unwichtig und weitaus uninteressanter als Pharmakologie (Arzneimittellehre). Heute weiß ich jedoch, daß abgesehen vom Atmen Essen die wichtigste Tätigkeit des Tages ist. Es ist entscheidend, was wir unserem Körper zuführen. Das Fach Ernährung sollte deshalb bei der Medizinerausbildung an erster Stelle stehen.

Wer täglich genügend Wasser trinkt, außerdem Zucker und industriell verarbeitete Nahrungsmittel einschränkt oder ganz darauf verzichtet, leistet einen wichtigen Beitrag zur eigenen Gesundheit.

Probiotischer Joghurt unterscheidet sich insofern signifikant von handelsüblichen Produkten, als er nach der Impfung mit lebenden Bakterienkulturen nicht wärmebehandelt wird. Infolgedessen gelangen die wertvollen Bakterien, vor allem *Lactobacillus acidophilus* und *Bifidobacterium bifidus*, unbeschadet in den Darmtrakt und können sich dort vermehren.

Eine hohe Konzentration dieser »fleißigen Helfer« im Darm hat viele Vorteile: bessere Verdauung; gesteigerte Abwehrkräfte; geringes Risiko für Darmkrankheiten, insbesondere für Darmkrebs; bessere Resorption wichtiger Nährstoffe und Vitalstoffe, insbesondere Kalzium, und niedrigere Cholesterinkonzentrationen im Serum.

Ich möchte noch einmal nachdrücklich darauf hinweisen, wie wichtig es ist, probiotischen Joghurt zu essen, wenn man Antibiotika einnimmt, sich einer Chemotherapie oder Strahlentherapie unterziehen muß oder unter Verstopfung, Kolitis, Divertikulitis und Darmpolypen leidet. Die Darmtätigkeit, die über Gesundheit oder Krankheit entscheidet, wird durch den täglichen Verzehr von probiotischem Joghurt und Molke entscheidend unterstützt. Viele meiner Patienten haben allein davon profitiert und keine weitere Medikation benötigt.

Bedenken Sie: Gesunde Ernährung und reines Wasser sind die beste Medizin.

Fallbeispiel 9
Jane: Darmstörungen

Viele meiner Patienten mit Darmstörungen haben durch die Einnahme mikroorganismenhaltiger Präparate große Linderung erfahren. Jane ist eine von ihnen. Als sie zu mir in die Praxis kam, klagte sie über Durchfall, der im Wechsel mit Verstopfung, Blähungen und Bauchkrämpfen überwiegend nach dem Essen auftrat. Sie erzählte mir, ihr Ehemann würde sich schon beschweren, daß es in ihrem Bauch die ganze Nacht rumore. Sie selbst kannte die gluckernden Geräusche nur allzu gut und schämte sich deswegen sehr.

Jane nahm zum damaligen Zeitpunkt seit fünf Jahren ununterbrochen die »Pille«. Außerdem war sie im Jahr zuvor, jeweils über drei Monate, mit Tetracyclin und Doxycyclin gegen Akne behandelt worden.

Ich vermutete bei ihr aus dreierlei Gründen eine Störung der Darmflora: 1. aufgrund ihrer Symptome; 2. aufgrund der Einnahme der zwei Breitband-Antibiotika, die beide dafür bekannt sind, daß sie die Darmflora erheblich aus dem Gleichgewicht bringen; und 3. aufgrund der Einnahme der »Pille«, von der man ebenfalls weiß, daß sie die Darmflora durcheinanderbringt. Laboruntersuchungen ergaben einen geringen Prozentsatz an Laktobazillen im Stuhl. Zu ihren Ernährungsgewohnheiten befragt, stellte sich heraus, daß sie größtenteils von Konserven und Fertigprodukten lebte, nur wenig frisches Obst und Gemüse aß und die Nahrungsmittel auch noch falsch kombinierte.

Ich erklärte Jane die Grundregeln der richtigen Nahrungszusammenstellung und trug ihr auf, mehr frisches Obst und Gemüse sowie fermentierte Milchprodukte – in diesem Fall probiotischen Joghurt – zu essen. Diese Kostform sollte sie über einen Zeitraum von drei Monaten einhalten und zusätzlich zu jeder Mahlzeit ein Glas Wasser mit einem Eßlöffel Molke trinken. Diese einfachen Maßnahmen bewirkten, daß ihr Verdauungssystem schon bald wieder normal funktionierte und keine Blähungen und Bauchkrämpfe mehr auftraten. In Janes Fall waren keine Medikamente erforderlich. An Jane zeigte sich, daß mit der Zeit einfache Maßnahmen oft am besten greifen und eine gesunde Ernährung häufig die beste Medizin ist.

9. Nahrungsergänzungsmittel

Nahrungsergänzungsmittel in Form von Vitaminen und Mineralstoffen werden auch bei gesunder und ausgewogener Ernährung zunehmend wichtiger. Da die Böden, auf denen unsere Nahrungsmittel angebaut werden, immer weniger Nährstoffe enthalten, setzt sich dieser Mangel durch die gesamte Nahrungskette fort.

Diese Abbildung verdeutlicht den Sachverhalt. Außerdem kann ich meinen Patienten anhand dieser Abbildung besser erklären, warum ihnen bestimmte Mikronährstoffe

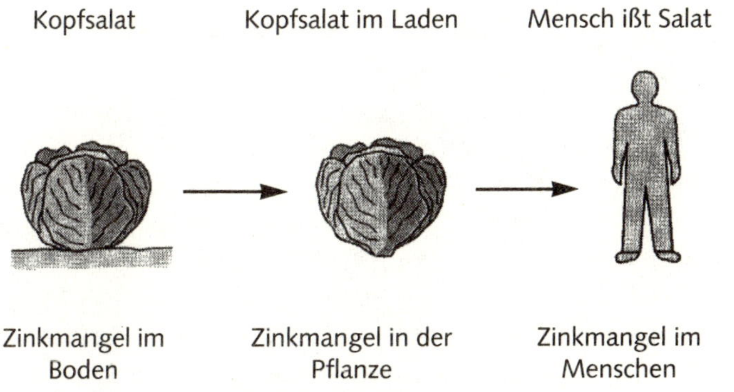

Abb. 9.1 Mineralstoffmangel im Boden (z. B. Zinkmangel) beeinträchtigt unsere Gesundheit

fehlen. Eine kürzlich an Orangen vorgenommene Untersuchung ergab zum Beispiel, daß die für ihren hohen Vitamin-C-Anteil bekannten Früchte nur geringe Mengen dieses wasserlöslichen Vitamins enthielten. Das ist ein äußerst alarmierendes Ergebnis. Solche Probleme treten bei Erzeugnissen aus kontrolliert-ökologischem Anbau wesentlich seltener auf. Zum einen wird der Boden, auf dem die Früchte wachsen, nicht all seiner Nährstoffe beraubt, das heißt, es wird kein Raubbau damit getrieben. Zum anderen kommen ausschließlich natürliche Düngemittel wie Mist zum Einsatz.

Wenn Sie zusätzliche Mineralstoffe oder Vitamine benötigen, sollten Sie zu Multimineral- oder Multivitaminpräparaten greifen.

Vitamin C

Mein Interesse an Diätetik wurde durch das Vitamin C geweckt. Anfang der siebziger Jahre studierte ich am Trinity College in Dublin, wo am pathologischen Institut die Auswirkungen von Virusinfektionen auf die Vitamin-C-Konzentration in weißen Blutkörperchen untersucht wurde. Erkältete Studenten erhielten, soweit ich mich erinnern kann, die bescheidene Summe von einem Pfund Sterling, wenn sie eine Blutprobe abgaben. Die Ergebnisse dieser Untersuchung deckten sich mit denen anderer Forscher: daß nämlich Vitamin C die Funktionsweise der weißen Blutkörperchen entscheidend beeinflußt.

Der Nobelpreisträger Linus Pauling – er selbst nahm täglich hohe Dosen Vitamin C zu sich – predigte jahrelang die Vorzüge dieses Vitamins. Sowohl er als auch andere Wissenschaftler konnten in Untersuchungen nachweisen, daß Versuchspersonen, die täglich 200 bis 1000 mg Vitamin C zuführten, seltener unter Erkältungskrankheiten litten als die Kontrollgruppe, der ein Placebo (Scheinmedikament) verabreicht worden war.

1965 führte der amerikanische Biochemiker Irwin Stone eine Untersuchung über die biochemischen Auswirkungen von Vitamin C auf den Körper durch. Aufgrund seiner Ergebnisse empfahl er zur Gesunderhaltung des Körpers eine tägliche Einnahme von 1000 bis 5000 mg Vitamin C.

Sowohl Pauling als auch Stone fanden es verwunderlich, daß die *American Academy of Science* den Tagesbedarf an Vitamin C für Laboraffen mit 2000 mg, den für Menschen mit 60 mg ansetzte. Dabei ist bekannt, daß ein Gorilla in freier Wildbahn täglich bis zu 5000 mg Vitamin C mit seiner Nahrung aufnimmt. Wir Menschen benötigen entschieden mehr Vitamin C als die derzeit empfohlene Tagesdosis.

Auch Robert Cathcart, der durch die Entwicklung der künstlichen Hüfte berühmt gewordene Chirurg, befaßt sich inzwischen mit Diätetik und verschreibt Patienten, die unter Infektionen leiden, hochdosiertes Vitamin C. Die Ergebnisse sind recht beachtlich. Cathcart hat nachgewiesen, daß eine Infektion allein mit hochdosiertem Vitamin C erfolgreich behandelt werden kann.[11]

Wissenschaftliche Untersuchungen beweisen zuhauf, daß Vitamin C nicht nur antivirale und antibakterielle Eigenschaften besitzt, sondern auch die Leistungsfähigkeit

[11] Andere Studien belegen, daß auch schwere Krankheiten wie eine virale Hirnhautentzündung oder eine virale Lungenentzündung einzig und allein mit hochdosiertem Vitamin C erfolgreich behandelt werden können (Klenner, 1948 und 1951).

des menschlichen Immunsystems generell sowie im besonderen der weißen Blutkörperchen, der Antikörper und der Thymusdrüse steigert. Somit leistet Vitamin C bei der Behandlung einer Infektion wertvolle Dienste und beugt gleichzeitig einem erneuten Infekt vor. Bei einer bereits bestehenden Infektion empfehle ich im allgemeinen Dosen von 8000 bis 10 000 mg (oder höher) und bei infektanfälligen Patienten eine Dosis von 2000 bis 4000 mg, um einen Rückfall zu verhindern. Da dieses Vitamin nicht im Körper gespeichert wird, besteht auch nicht die Gefahr einer Überdosierung.

Tagesbedarf an Vitamin C

Der tägliche Bedarf an Vitamin C unterliegt beträchtlichen Schwankungen, nicht nur von Mensch zu Mensch, sondern bei jedem Menschen auch von Tag zu Tag. Ein gesunder Mensch, der sich wohl fühlt, benötigt am Tag nur etwa 200 mg. Jede Form von Streß führt zu einem erhöhten Vitaminverbrauch (bis zu 1000 mg). Wenn gerade eine Infektion ausgebrütet wird, erhöht sich der tägliche Bedarf auf bis zu 3000 mg. Außerdem wurde festgestellt, daß Kinder nach einer Impfung einen stark erhöhten Vitamin-C-Bedarf haben.

In folgenden Situationen hat der Körper einen erhöhten Vitamin-C-Verbrauch: in der Schwangerschaft und Stillzeit, bei Streß, Operationen, Infektionen und Verletzungen. Der durchschnittliche Vitamin-C- Bedarf liegt jedoch bei 1000 bis 5000 mg pro Tag. Der Körper weiß selbst, wieviel er benötigt. Jede übermäßige Zufuhr wird daher über die Nieren wieder ausgeschieden.

Der Beweis, daß Vitamin C wirkt

1977 gab das *National Cancer Institute* in den Vereinigten Staaten öffentlich bekannt, daß 60 Prozent der Krebserkrankungen bei Frauen und 40 Prozent der Krebserkrankungen bei Männern auf die Ernährung zurückzuführen seien. Dasselbe Institut gibt jedoch nur etwa 1 Prozent seines Budgets für ernährungswissenschaftliche Untersuchungen aus. Ein deutlicher Beweis für die Geringschätzung der Ernährung bei der Vorbeugung und Behandlung von Krebs und anderen Krankheiten von seiten der Schulmediziner. Die Unterversorgung mit Vitamin C ist ein Beispiel für die vorherrschende Meinung in der Ärzteschaft, daß die Ernährung keine richtige Medizin ist.

Verschiedene Studien haben einen Vitamin-C-Mangel im Blut von Patienten ergeben, die unter einer Infektion litten. Je weiter die Infektion fortschritt, um so mehr sank die Vitamin-C-Konzentration ab. Je schwerer die Infektion, um so niedriger der Vitamin-C-Spiegel. Die Zufuhr von hochdosiertem Vitamin C kann einer Infektion vorbeugen, die Dauer der Infektion verkürzen und die Symptome lindern. Für alle diese Aussagen liegen inzwischen genügend wissenschaftliche Beweise vor (siehe Literaturverzeichnis). Ein besonders interessanter Fall wird in dem Buch *Every Second Child* (»Jedes zweite Kind«) von A. Kalokerinos erläutert. An diesem Beispiel verdeutlicht der Autor die lebenswichtige Rolle von Vitamin C. Kalokerinos arbeitete in den sechziger Jahren im australischen Hinterland. Während dieser Zeit beobachtete er, daß viele Kinder der Aborigines (australische Ureinwohner) und einige weiße Kinder unvermittelt starben, auch wenn sie nur leichte Symptome wie eine laufende Nase und einen leichten Husten hatten. Er nahm an, daß bei diesen Kindern, die an einem Syndrom gestorben waren, das heute als plötzlicher Kindstod (Sudden Infant Death Syndrome = SIDS) bezeichnet wird, ein Vitamin-C-Mangel vorlag. Grund für diese Annahme waren seine klinischen Erfahrungen – wenn diese Kinder im Sterben lagen und auf keine Antibiotika oder andere lebensrettende Medikamente ansprachen, führte die Injektion von Vitamin C sofort zu einer dramatischen Besserung. Dies geschah so oft, daß er bald erkannte, daß diese Kinder an Skorbut litten. (Bei der australischen Ärzteschaft stieß Kalokerinos mit seiner Forschungsarbeit auf Unglauben. Es sei in diesem Zusammenhang nur daran erinnert, daß die meisten Ärzte während ihrer Ausbildung nichts über die klinische Anwendung von Vitaminen und Mineralstoffen erfahren.)

Kalokerinos stellte außerdem fest, daß jedes zweite der Aborigineskinder nach den regulären Impfungen (gegen Tuberkulose, Kinderlähmung, Diphterie, Keuchhusten und Tetanus) starb. Er war davon überzeugt, daß diese Kinder aufgrund einer Mangelernährung ein geschwächtes Immunsystem hatten – sie ernährten sich nämlich hauptsächlich von industriell verarbeiteten Nahrungsmitteln, raffiniertem Zucker und Weißbrot und aßen kaum frisches Obst und Gemüse. Also begann er mit der Zufuhr von Vitamin C. Jedes Kind erhielt pro Tag und Lebensmonat 100 mg: ein 3 Monate altes Kind 300 mg täglich, ein 4 Monate altes Kind 400 mg usw. Als diese Kinder später geimpft wurden, starb keines von ihnen. Weil diese Forschungsergebnisse von vielen anderen bestätigt wurden, ist es heute in vielen Teilen der Welt üblich, Kindern zur Impfung Vitamin C in ähnlichen Dosen zu verabreichen.

Auch Sie als Eltern können Ihr Kind vor möglichen Impfschäden schützen, vor allem wenn es um die sehr umstrittene MMR-Vakzine (Kombinationsimpfstoff gegen Masern, Mumps und Röteln) geht. Geben Sie Ihrem Kind die entsprechende Dosis Vitamin C am Tag vor der Impfung, am Impftag selbst und am Tag danach. Diese Empfehlung gilt für jede Impfung innerhalb der ersten zwei Lebensjahre. Ältere Kinder erhalten entsprechend höhere Dosen und über einen längeren Zeitraum, vor allem bei der MMR-Vakzine.

Die von Linus Pauling über die Jahre durchgeführten Untersuchungen bestätigen die positiven Wirkungen von Vitamin C bei der Behandlung sowohl von Virusinfekten (wie etwa einer gewöhnlichen Erkältung) als auch von bakteriellen Infektionen. In einer Studie verhinderte eine Konzentration von 1 mg Vitamin C pro Deziliter Nährlösung die Vermehrung des Bakteriums, das Tuberkulose verursacht. Bei höheren Konzentrationen (mehr als 1 mg pro dl Nährmedium) neutralisierte Vitamin C die Toxine bei Diphterie, Tetanus und Staphylokokken.

Die positive Wirkung von Vitamin C bei der Krebstherapie war Thema einer Tagung, die 1991 vom National Cancer Institute in den Vereinigten Staaten organisiert wurde. Auf dieser Tagung wurden Ärzte wie Patienten über die Vorzüge einer täglichen Vitamin-C-Zufuhr informiert. Auch war hier erstmals ein Sinneswandel in der Ärzteschaft festzustellen: Daß die Diätetik vielleicht doch eine wichtige Rolle spielt, war eine Erkenntnis, die sich nicht länger leugnen ließ.

Wie Vitamin C wirkt

Vitamin C aktiviert die weißen Blutkörperchen. Weiße Blutkörperchen sind gewissermaßen die Soldaten im Körper: Sie bekämpfen eindringende Krankheitserreger (Viren, Bakterien und Pilze). Wird der Körper mit reichlich Vitamin C versorgt, werden diese weißen Blutkörperchen noch aktiver und können effektiver gegen die Eindringlinge vorgehen.

Verschiedene Forschungsprojekte haben sich mit der Frage beschäftigt, inwiefern Vitamin C die Interferon-Konzentration steigert (Interferon bewirkt, daß Zellen eindringenden Viren die Vermehrung in der Zelle verwehren) sowie die Antikörperbildung und die Funktion der Thymusdrüse (drüsenartiges Gebilde, das für die Funktionstüchtigkeit des Immunsystems von grundlegender Bedeutung ist) anregt. Viele Ärzte und Forscher verabreichen extrem hohe Dosen Vitamin C bei der Behandlung von Aids, Krebs und anderen Krankheiten, bei denen es vorrangig auf eine Stärkung der körpereigenen Abwehrkräfte ankommt.

Vitamin C steigert also die Leistungsfähigkeit des Immunsystems, damit der Körper besser gegen Infektionen gerüstet ist.

Die beste Darreichungsform von Vitamin C

Wenn Sie große Mengen Vitamin C zu sich nehmen möchten, empfiehlt sich die Einnahme von Ascorbinsäure, da diese rascher in die Blutbahn gelangt. Reine Ascorbinsäure hat allerdings einen recht niedrigen pH-Wert, was vor allem bei älteren Menschen Magenschmerzen auslösen kann. In solchen Fällen kann man auf das Salz zurückgreifen: Natriumascorbat oder Kalziumascorbat. Allerdings gilt es dabei zu bedenken, daß dieses vom Körper nicht so gut resorbiert wird und somit für die weißen Blutkörperchen weniger davon zur Verfügung steht. Ein guter Kompromiß wäre eine Mischung aus gleichen Teilen Salz und Säure.

Bei Dosen von mehr als 1000 mg täglich ist es ratsam, Vitamin C in Pulverform einzunehmen. Für niedrigere Dosen und für Kinder sind die in Apotheken erhältlichen Brausetabletten ideal.

Auf meinen Vorträgen und Seminaren werde ich oft nach dem Nierensteinrisiko durch die Einnahme von sehr hoch dosiertem Vitamin C gefragt. Untersuchungen auf diesem Gebiet (Hoffer, 1985) haben ergeben, daß dieses Risiko bei den meisten Menschen sehr gering ist. Tatsächlich ist nur bei den Menschen Vorsicht geboten, die ohnehin leicht Nierensteine entwickeln. Bei Anfälligkeit für Nierensteine wird die Einnahme von Magnesium und Pyridoxin (Vitamin B_6) empfohlen, um das Risiko weiter zu senken.

Weitere Vorteile einer Vitamin-C-Zufuhr

1. Vitamin C schützt vor Arthritis und anderen degenerativen Erkrankungen

Vitamin C ist ein wichtiges Antioxidans und schützt als solches vor dem Ausbruch chronischer Verschleißerkrankungen wie Arthritis.

2. Vitamin C wirkt Asthma entgegen

Es spricht inzwischen einiges dafür, daß viele Asthmatiker unter einem Vitamin-C-Mangel leiden. Bei einer Untersuchung wurde festgestellt, daß 500 mg Vitamin C, 90 Minuten vor intensiver körperlicher Bewegung eingenommen, Bronchialspasmen und Keuchen bei manchen Patienten reduziert.

Vitamin C zeigt auch eine positive Wirkung bei Allergikern. Es verhindert nämlich die Freisetzung von Histamin (das viele allergische Symptome verursacht), indem es die Zellmembran gewisser weißer Blutkörperchen stabilisiert. Da Asthmatiker – Kinder wie Erwachsene – anfällig für Infektionen sind, macht es also durchaus Sinn, diesen Patienten Vitamin C zu verordnen, da dieses Vitamin Infektionen vorbeugt und allergische Symptome lindert. Obwohl ich selbst nicht unter den oben beschriebenen Erkrankungen leide, nehme ich täglich 1000 mg Vitamin C zu mir.

3. Vitamin C schützt vor Krebs

Vitamin C zur Krebsvorbeugung steht momentan im Zentrum des Interesses, vor allem im Hinblick auf Magen- und Speiseröhrenkrebs. Vitamin C scheint auch vor einer Dysplasie (Fehlbildung) des Gebärmutterhalses (Vorstufe zum Gebärmutterhalskrebs) zu schützen. Eine Studie belegt, daß bei Frauen, die täglich weniger als 90 mg Vitamin C zuführen, das Risiko, an dieser Vorstufe zum Krebs zu erkranken, 2,5mal höher ist als bei Frauen, die täglich mehr als 90 mg von diesem Vitamin zu sich nehmen. Angeblich beträgt die tägliche Vitamin-C-Zufuhr bei bis zu 40 Prozent der US-amerikanischen Frauen weniger als 70 mg. Neueste Untersuchungen bestätigen den Zusammenhang von niedrigen Vitamin-C-Konzentrationen im Blut und der Vorstufe von bzw. der Erkrankung an Gebärmutterhalskrebs. Vieles deutet auch darauf hin, daß Vitamin C die Vermehrung von menschlichen Leukämiezellen in Kultur unterdrückt.

Zeit seines Lebens untersuchte und dokumentierte Linus Pauling die positiven Einflüsse des Vitamins C bei der Krebsvorbeugung und bei der Behandlung bzw. Abwehr von Infektionen. Die Ärzteschaft hat es vorgezogen, seine Ergebnisse zu ignorieren, und bemüht sich weiterhin, die Rolle der Ernährung und der Nahrungsergänzungen bei der menschlichen Gesundheit herunterzuspielen. Bleibt zu hoffen, daß sich dies in Zukunft ändert.

Zusammenfassung
Vitamin C ist sehr wichtig bei der Behandlung von Infektionen und beugt auch deren Entstehung vor. Es aktiviert die weißen Blutkörperchen sowie viele andere Teile des Immunsystems. Zur Vorbeugung empfehle ich eine Tagesdosis von 1000 bis 2000 mg für Erwachsene und je nach Alter und Körpergewicht entsprechend geringere Dosen für Kinder. Ein erhöhter Bedarf an Vitamin C besteht auch bei Kindern, die geimpft werden, und bei Patienten mit degenerativen Erkrankungen wie Arthritis und Krebs. Besonders wichtig ist die Vitamin-C-Zufuhr für Kinder und Erwachsene, die unter allergischen Erkrankungen wie Asthma leiden.

Zink – ein lebenswichtiges Spurenelement

Neben Eiweiß, Fett und Kohlenhydraten gehören zu einer ausgewogenen Ernährung auch Mineralstoffe. Die Mineralstoffe, die unser Körper benötigt, lassen sich in zwei Gruppen unterteilen: in die Mengen- oder Makroelemente, von denen wir täglich Gramm- oder Milligrammengen (mehr als 100 mg) brauchen, und in die Spurenelemente, die in winzigen Mengen, in Milligramm oder Mikrogramm, vom Körper aufgenommen werden. Zink gehört der letzteren Gruppe an.

In der klinischen Praxis hat sich gezeigt, daß ein Mangel an Spurenelementen weitaus häufiger vorkommt als eine

Unterversorgung mit Vitaminen (abgesehen von Vitamin C, dessen Gehalt bei den meisten von uns zu gering ist). Zinkmangel ist eines der häufigsten Probleme bei Mineralienunterversorgung. Dieses Spurenelement ist auch das am besten erforschte, da es eine wichtige Rolle für das gesamte Immunsystem spielt.

Menschen, bei denen es unter bestimmten Voraussetzungen zu Versorgungslücken kommen kann, sind Senioren, Schwangere, Vegetarier, Patienten, die bestimmte Arzneimittel einnehmen (z. B. Diuretika), Patienten mit Darmerkrankungen (insbesondere bei gestörter Resorption wie bei der Zöliakie oder bei Vorhandensein von Darmparasiten) sowie Patienten, die intravenös ernährt werden.

In meiner Praxis gibt es viele Kinder mit einem geringfügigen Zinkmangel, vor allem diejenigen, die häufig unter Infektionen leiden. Bei einigen besteht ein mäßiger Zinkmangel trotz einer angeblich gesunden Ernährung. Doch selbst ein geringfügiger Zinkmangel kann erhebliche Auswirkungen auf die Gesundheit haben, denn mehr als zweihundert Enzyme sind auf dieses Spurenelement angewiesen, das heißt, viele chemische Reaktionen im Körper benötigen Zink. Zinkmangel zeigt sich als Wachstumsstörung, Appetitmangel, geistige Lethargie und eine Unterfunktion der Sexualdrüsen sowie eine erhöhte Anfälligkeit für Infektionen. Falls Ihr Kind keinen Appetit zeigt, könnte ein Zinkmangel dafür verantwortlich sein.

Zink und das Immunsystem

Wissenschaftliche Untersuchungen haben inzwischen bestätigt, daß Zink die körpereigenen Abwehrfunktionen stärkt und somit eine Schutzwirkung gegen Krankheiten hat. Es ist eindeutig erwiesen, daß Zink unentbehrlich für die zellvermittelte Immunität ist. Nehmen wir den Fall der friesischen Rinder mit einer Störung der Zinkaufnahme. Diese Rinder weisen eine erhöhte Anfälligkeit gegen Infektionen auf und sterben früher. Sie leiden unter einer gestörten zellulären Abwehrreaktion, die mit Zinkgaben behandelt wird.

Eine seltene, jedoch ähnliche Erkrankung bei Menschen wird als *Acrodermatitis enteropathica* bezeichnet. Die Betroffenen sind anfälliger für Infektionen und sterben meist jung. Auch hier wird Zink verschrieben. Bei diesen Patienten sind die Abwehrfunktionen der weißen Blutkörperchen sowie andere Teile des Immunsystems defekt.

Untersuchungen haben ergeben, daß bei den über 70jährigen Patienten, einer Risikogruppe für sich wiederholende Infektionen, deutlich weniger T-Lymphozyten »patrouillieren« und die in den Körper eindringenden Erreger angreifen. Man geht inzwischen davon aus, daß einer der Gründe, warum das Immunsystem mit zunehmendem Alter schwächer wird, eine zu niedrige Zinkkonzentration ist. Andere Untersuchungen haben gezeigt, daß Aids-Patienten im Vergleich zu einer Kontrollgruppe einen deutlich niedrigeren Serumspiegel an Zink aufweisen. Daran zeigt sich, wie wichtig eine Zinkzufuhr für diese Patienten ist.

Worin Zink enthalten ist

Die empfohlene Tagesdosis für Zink beträgt 15 mg für Erwachsene und 10 mg für Kinder. Die besten Zinkquellen sind Vollkorngetreide, Gemüse und Fleisch. Auch Austern weisen einen sehr hohen Zinkgehalt auf.

Unsere Fähigkeit, Zink aufzunehmen, schwindet mit zunehmendem Alter. Ballaststoffe, Eisen und Kalzium tun ein übriges, um die Menge an resorbierbarem Zink zu reduzieren. Eine zu ballaststoffreiche Ernährung behindert die Aufnahme von Zink durch die Darmwand in die Blutbahn. Zuviel Eisen und Kalzium in der täglichen Kost behindert ebenfalls die Resorption von Zink.

Als Minimum empfehle ich eine tägliche Dosis von 10 bis 15 mg für Kinder und das Doppelte für Erwachsene, insbesondere wenn sie häufig unter Infektionen leiden. Diese Dosis liegt zwar deutlich über dem empfohlenen Tagesbedarf der DGE[12], ist aber notwendig zum sofortigen Ausgleich eines Zinkmangels und zur Vorbeugung von Infektionen. Im Normalfall rate ich zu einer 3monatigen Zinkzufuhr und sehe dann weiter.

Wie sicher ist die Zinkzufuhr?

Über Nebenwirkungen bei einer schwachdosierten Zinkzufuhr ist nichts bekannt. Sehr hohe Dosen in der Größenordnung von 300 mg täglich haben jedoch einen negativen Einfluß auf das Immunsystem, deshalb ist unbedingt auf eine korrekte Dosierung zu achten. Eine Studie, durchgeführt mit elf Männern, die über einen Zeitraum von sechs Wochen zweimal täglich 150 mg Zink einnahmen, ergab eine eindeutige Schwächung ihrer Abwehrfunktionen (Chandra, 1984). Da Zink mit Kupfer um die Aufnahme durch die Darmwand konkurriert, können hohe Zinkdosen einen Kupfermangel verursachen. Wenn Sie also hochdosiertes Zink zuführen (das heißt mengenmäßig mehr als die obengenannten Werte), wäre es ratsam, gleichzeitig auch die Kupferzufuhr zu erhöhen. Ein Zehntel der Zinkmenge dürfte an Kupfer genügen. Mit anderen Worten, bei einer

[12] Von der Deutschen Gesellschaft für Ernährung (DGE) empfohlene Werte.

Tagesdosis von 50 mg Zink sollten Sie 5 mg Kupfer zuführen.

Zusammenfassung

Zink wird für viele chemische Reaktionen im Körper benötigt. Selbst ein geringfügiger Mangel kann gravierende Folgen haben, vor allem auf das Immunsystem. Wissenschaftliche Untersuchungen haben die positive Rolle von Zink beim Schutze des Abwehrsystems und der Bekämpfung von Krankheiten bestätigt. Das gilt besonders für Virusinfektionen, gegen die die Schulmedizin wenig ausrichten kann.

Zinkreiche Nahrungsmittel sind Austern, Vollkorngetreide und Gemüse. Eine medikamentöse Zufuhr von Zink empfiehlt sich für infektanfällige Personengruppen, wobei sehr hohe Zinkdosen, das heißt mehr als 50 mg täglich, vermieden werden müssen.

Anmerkung des Verfassers

Während meiner Zeit in Afrika konnte ich feststellen, daß viele der von mir untersuchten Kinder mit leichten und schweren Infektionen eine empfindliche Leber hatten. Ich führte dies auf eine Virusinfektion zurück, da es eine Reihe von Viren gibt, die Lymphdrüsen, Leber und Milz angreifen. (Ein gutes Beispiel dafür ist das Epstein-Barr-Virus, das als Erreger des Pfeiffer-Drüsenfiebers diskutiert wird.) Selbst nach der Genesung klagten einige dieser Kinder über Leberbeschwerden.

Zurück in Irland, habe ich in den vergangenen fünf Jahren viele Kinder mit Allergien, Diabetes, rezidivierenden (wiederkehrenden) Infektionen und Asthma behandelt. Gelegentlich stieß ich dabei auf eine empfindliche Leber, aber weitaus seltener als bei den afrikanischen Kindern. Allerdings zeigten die Kinder in Irland dieselbe Empfindlichkeit der Leber auch nach der Genesung. In der Annahme, daß dies virusbedingt sei, verabreichte ich antivirale Medikamente. Zum damaligen Zeitpunkt kannte ich bereits einige Tricks zur Behandlung von Virusinfektionen und wußte, wie das Immunsystem zu stärken war und wie man die Selbstheilungskräfte der Leber unterstützen konnte. Überraschenderweise schlug meine Behandlung nicht an.

Da beschloß ich, die Mariendistel *(Silybum marianum)* auszuprobieren. In vielen Fällen half auch das nicht, um die Leberfunktion anzukurbeln, in einigen Fällen aber hatte ich damit Erfolg. Ich konnte mir dies nicht erklären, also verwarf ich auch die Mariendistel wieder.

Dann fiel mir das Buch *Every Second Child* (»Jedes zweite Kind«) in die Hände, in dem A. Kalokerinos seine Untersuchungen an Aborigines-Kindern mit Vitamin-C-Mangel beschreibt. Während des Lesens kam mir der Gedanke, ob das Problem, das ich nicht zu lösen vermochte, wohl auf einen Zinkmangel zurückzuführen sei. Nachfolgend möchte ich ausführen, wie ich zu dieser Schlußfolgerung kam.

Kalokerinos hatte bei einer Vielzahl der in sein Krankenhaus eingewiesenen Kinder Funktionsstörungen der Leber festgestellt, und viele der erkrankten Kinder starben an offensichtlich leichten Infektionen. Die Obduktion ergab, daß alle Organe normal waren, mit Ausnahme der Leber, die an der Oberfläche gelbe Fettablagerungen zeigte. In den meisten Fällen des plötzlichen Kindstods konnte der Pathologe keine weiteren krankhaften Veränderungen feststellen. Es sollten noch viele Jahre vergehen, bis er endlich eine Erklärung bekam, und zwar von höchst ungewöhnlicher Stelle: von einem Professor für anorganische Chemie an der Universität von Sydney.

Professor Freeman interessierte sich für die Rolle des Zinks im menschlichen Stoffwechsel. Da viele Leberenzyme für eine optimale Funktionsweise auf Zink angewiesen sind, so lautete seine Annahme, könnte ein Zinkmangel für die Funktionsstörungen verantwortlich sein und die Entwicklung einer Fettleber begünstigen – jene gelben Fettablagerungen aus dem Obduktionsbefund also.

Ich war ganz aufgeregt, als ich dies las, denn zum ersten Mal stieß ich auf eine plausible Erklärung für meine Beobachtungen. Ich kann es zwar nicht beweisen, aber seitdem steht bei diesen Kindern die medikamentöse Zinkzufuhr auf meinem Behandlungsplan. Ich hoffe, daß ich in den nächsten Jahren über positive Ergebnisse berichten kann. Doch schon jetzt geht mein Dank an Dr. Kalokerinos.

Was die Unterversorgung mit Vitamin C und Zink betrifft, so gibt es sicherlich noch viel zu tun. Untersuchungen auf diesem Gebiet bedürfen einer breiten öffentlichen Unterstützung, und jeder einzelne muß für die weitverbreiteten Mangelerscheinungen sensibilisiert werden.

Ich hoffe, dieses Kapitel hat deutlich gemacht, wie wichtig die Versorgung mit Vitaminen und Mineralstoffen ist, vor allem wenn man infektanfällig ist. Für viele Menschen auf der Welt geht es dabei um Leben oder Tod, wie Kalokerinos in seinem Buch immer wieder herausstellt. Die Rolle der Ernährung und der Nahrungsergänzungsmittel bei der Gesunderhaltung des Körpers sollte niemals unterschätzt werden.

10. Die Bedeutung von Streß

Streß und Infektionen

Streßbedingte Erkrankungen haben in der westlichen Welt unverhältnismäßig stark zugenommen, während sie in Afrika, vor allem in ländlichen Gebieten, nahezu unbekannt sind. Bluthochdruck und Herzerkrankungen (Angina pectoris und Herzinfarkt) sind im Westen weit verbreitet, in Südafrika unter der ländlichen schwarzen Bevölkerung dagegen sehr selten. Ziehen diese Menschen aber in die Stadt oder Großstadt, mehren sich auch bei ihnen die Anzeichen für hohen Blutdruck und Herzerkrankungen. Das läßt darauf schließen, daß die Belastungen des modernen Lebens sich negativ auf den Körper auswirken.

In den zwanziger Jahren untersuchte Professor Hans Selye an der Universität von Prag die negativen Einflüsse von Streß auf den Körper. Seine jahrelangen Forschungen führten zur Entwicklung eines Modells, das die Auswirkungen von chronischem Streß auf den Menschen veranschaulicht.

Selye stellte die Behauptung auf, daß Streß den Hormonhaushalt des Körpers durcheinanderbringt und daß diese Störung wiederum zu einer Schwächung des Immunsystems führt. Diese Theorie ist erst kürzlich von anderen wissenschaftlichen Forschern gestützt worden. Der Onkologe Carl Simonton, berühmt geworden durch seine Pio-

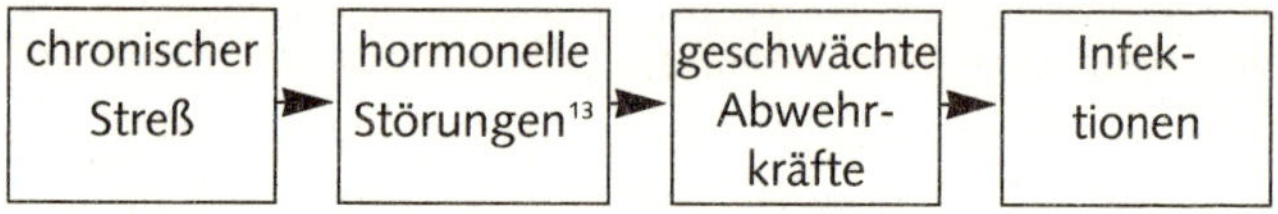

Abb. 10.1

nierarbeit mit Krebspatienten, beruft sich zum Beispiel darauf, daß ein hoher Prozentsatz seiner Patienten vor Ausbruch der Krankheit eine Zeitlang unter Dauerstreß stand. Simonton zufolge bewirkte der Streß eine solche Schwächung des Immunsystems, daß sich der Krebs entwickeln konnte.

Vom medizinischen Standpunkt aus betrachtet, bewirkt Streß einen Anstieg der Adrenalin- und Kortisonblutspiegel. Beide Hormone – Adrenalin und Kortison – unterdrücken die weißen Blutkörperchen und lassen die Thymusdrüse (Teil des Immunsystems) schrumpfen. Das bewirkt anscheinend die Schwächung des Immunsystems. Der Grad der Immunschwächung ist proportional zur

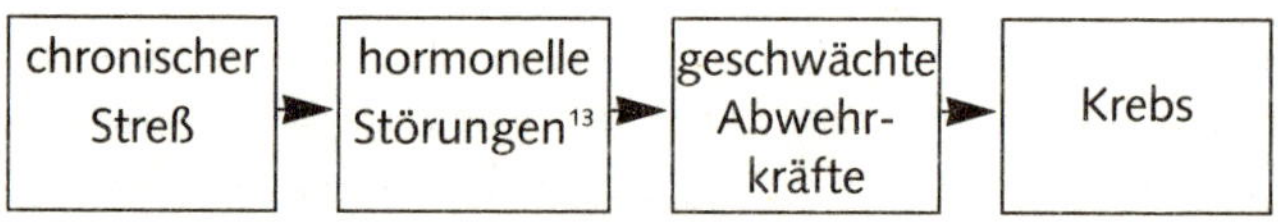

Abb. 10.2

[13] Wenn ich von hormonellen Störungen rede, beziehe ich mich auf das gesamte endokrine System mit Hypothalamus, Hirnanhangdrüse, Schilddrüse, Thymusdrüse und Nebennieren sowie Bauchspeicheldrüse, Eierstöcken und Hoden.

Streßdauer und zum Streßpegel. Im Gegensatz dazu wirkt sich tiefe Entspannung positiv auf das Immunsystem aus. Wissenschaftler haben herausgefunden, daß der Körper im Tiefschlaf starke Immunstimulanzien ausschüttet (Moldofsky und Mitarbeiter, 1986). Das wiederum bestätigt, was uns der gesunde Menschenverstand sagt: daß tiefe Entspannung und gesunder Schlaf das Immunsystem stärken und somit den Auswirkungen von Streß entgegenwirken.

Wir haben also allen Grund zu der Annahme, daß chronischer Streß durch seinen negativen Einfluß auf das Immunsystem eine erhöhte Anfälligkeit gegen Infektionen bewirken kann und die Entwicklung von Krebs begünstigt. Daher muß bei allen infektanfälligen Patienten, auch Kindern, der Faktor Streß mit berücksichtigt werden. Das folgende Fallbeispiel verdeutlicht die enge Wechselbeziehung zwischen emotionalem Streß und wiederholten Asthmaanfällen.

Fallbeispiel 10
André: schweres Asthma

André war ein junger Mann von 22 Jahren, als ich ihm zum ersten Mal in Südafrika begegnete. Er war innerhalb von sechs Monaten zehnmal mit schweren Asthmaanfällen ins Krankenhaus eingeliefert worden und wäre zweimal fast daran gestorben, hätte man ihn nicht auf der Unfallstation wiederbelebt.

Bei André war ich wegen zweierlei Sachen beunruhigt. Zum einen wegen der hohen Dosis und der Menge der Arzneimittel, die er zur Kontrolle seiner Asthmaanfälle einnahm, und zum anderen wegen der vielen Krankenhausaufenthalte. Der junge Mann war eindeutig in Schwierigkeiten, aber nicht nur auf der körperlichen Ebene. Wie sehr er unter emotionalem Streß stand, war ihm bei meiner Befragung nicht bewußt. Die ganze Geschichte erfuhr ich erst später von seiner Adoptivmutter: Vor seiner Adoption war André von seinen leiblichen Eltern körperlich schwer mißhandelt worden. So mußte er einmal als kleiner Junge zusammen mit seinen Geschwistern mehrere Tage eingesperrt im Schrank verbringen. Die Kinder bekamen nichts zu essen, wurden geschlagen und mit glühenden Zigarettenstummeln verbrannt. Sozialarbeiter befreiten sie schließlich aus der Misere und brachten sie in Pflegefamilien unter.

Da André zum damaligen Zeitpunkt noch sehr jung war, nahm er viele dieser schrecklichen Erlebnisse nicht bewußt wahr. Die Erinnerung daran wurde jedoch im Unterbewußtsein abgespeichert und löste bei späteren Beziehungsschwierigkeiten, zum Beispiel im Streit mit seiner Freundin, ein bestimmtes Verhaltensmuster aus. Tief in seinem Unterbewußtsein erinnerte ihn dieses Problem an seine unglückliche Kindheit und die Beziehung zu seinen leiblichen Eltern. Die aufwallenden Gefühle waren vermutlich so schmerzhaft, daß er nicht damit umgehen konnte, und beschworen – gewissermaßen als Hilferuf – einen Asthmaanfall herauf. So wie seine Adoptivmutter die Anfälle schilderte, mußte ich unweigerlich an einen »Todeswunsch« denken. Für den Betroffenen ist der emotionale Schmerz so unerträglich, daß er am liebsten sterben würde.

Bei einer weiteren Befragung stellte sich heraus, daß allen schweren Asthmaattacken eine Auseinandersetzung oder Meinungsverschiedenheit mit einem geliebten Menschen vorausgegangen war, entweder mit der Freundin, der

Adoptivmutter oder dem Vater. Jede Bedrohung für diese Beziehungen stellte eine massive Bedrohung für sein Leben dar.

Die Behandlung der körperlichen Symptome mit Medikamenten hätte André eventuell geholfen, doch in erster Linie benötigte er dringend Hilfe auf der emotionalen Ebene. Mittlerweile unterzieht er sich einer psychologischen Behandlung. In den letzten anderthalb Jahren hat er kein Krankenhaus mehr von innen gesehen, und seine Medikamente konnten wir weitgehend absetzen. Selbst die besten Ernährungsvorschläge und noch soviel homöopathische oder pflanzliche Heilmittel, Vitamine oder herkömmliche Arzneimittel hätten Andrés Probleme nicht lösen können.

Am oben geschilderten Fall wird deutlich, daß wir die gegenseitige Beeinflussung von Körper- und Gefühlsebene niemals unterschätzen sollten. Außerdem zeigt er, wie gefährlich es ist, einen Menschen ausschließlich als Körper mit körperlichen Symptomen zu betrachten. Genau das passierte nämlich André bei allen seinen Krankenhausaufenthalten.

Im Krankenhaus erhält jeder Asthmatiker dieselbe Behandlung, obwohl kein Patient dem anderen gleicht. Jeder Mensch ist einzigartig. Deshalb ist es wichtig, daß die Behandlung auf die Bedürfnisse des einzelnen zugeschnitten wird und die Ärzte nicht nach dem Muster verfahren, das sie im Medizinstudium gelernt haben. Selbst wenn zwei Menschen die gleiche Diagnose gestellt bekommen, müssen sie manchmal ganz unterschiedlich behandelt werden. Zuhören und Beobachten sind die besten diagnostischen »Werkzeuge« eines Arztes. Sie sind nicht nur die Schlüssel zur Diagnose, sondern auch entscheidend für die Ausarbeitung eines individuellen Behandlungsplanes.

Das Fallbeispiel läßt eindeutig auf einen Zusammenhang zwischen gefühlsmäßiger Verfassung und körperlicher Gesundheit schließen. Aber trifft es wirklich zu, daß emotionaler oder mentaler Streß infektanfällig macht?

Streß und Erkältung

In den siebziger Jahren an der Universität von Oxford durchgeführte Experimente beweisen, daß Menschen unter Streß, beispielsweise Manager von Großunternehmen, die ständig Termindruck haben, für eine gewöhnliche Erkältung sehr viel anfälliger sind.

In einer anderen Untersuchung an der US-amerikanischen Carnegie-Mellon-Universität hat sich herausgestellt, daß von den Versuchspersonen, die einem von fünf Erkältungsviren ausgesetzt waren, 47 Prozent der unter starkem Streß stehenden Menschen erkrankten, während es bei den schwach gestreßten nur 27 Prozent waren. Die Ärzte, die diese Studie durchführten, kamen zu dem Schluß, daß »... Streß die allgemeinen Abwehrfunktionen unterdrückt ... und damit infektanfälliger macht« (Cohen und Mitarbeiter, 1991).

Viele andere Studien stützen die Hypothese, daß Streß mit der Beeinträchtigung verschiedener Abwehrfunktionen einhergeht. Wie kommt es dazu? Es zeigt sich, daß bei anhaltendem Streß die Nebennieren ständig Adrenalin und Kortison ausschütten. Der kontinuierliche Anstieg von Kortison kann die T-Lymphozyten in der Thymusdrüse (die wichtigste Drüse des Immunsystems) zerstören. Man nimmt an, daß diese Schwächung der Thymusdrüse einen Menschen infektanfälliger macht.

Streß und die mentale (geistige) Verfassung

Warum werden manche streßgeplagte Menschen krank und andere nicht? In der oben erwähnten Untersuchung von Cohen erkrankten 47 Prozent der arg gestreßten Personen – was aber war mit den restlichen 53 Prozent, die gesund blieben? Psychologen wie Mediziner haben versucht herauszufinden, warum manche Menschen sich keinen Infekt zuziehen, obwohl sie Viren oder Bakterien ausgesetzt sind. Ihre Untersuchungen dazu sind sehr aufschlußreich und untermauern die These, daß die körperliche Verfassung oft exakt die geistige Verfassung widerspiegelt.

Die Wechselbeziehung zwischen geistiger Verfassung und körpereigener Abwehr wird seit geraumer Zeit mit großem Interesse verfolgt. 1989 schrieben Sobel und Ornstein ein Buch unter dem Titel Healthy Pleasures (»Gesunde Freuden«), in dem sie ausführlich über die zwei von ihnen untersuchten Personengruppen – Pessimisten und Optimisten – berichten. Die Autoren konnten wissenschaftlich belegen, daß die Optimisten über eine bessere Immunabwehr verfügten als die Pessimisten. Die Optimisten besaßen von einer bestimmten Form der T-Lymphozyten, die die Immunabwehr stärken, mengenmäßig mehr als von einer anderen Form von T-Zellen, die die Immunabwehr schwächen. Die Zellen, die die Abwehrfunktionen stimulieren, werden Helferzellen genannt, während die Zellen, durch die die Immunabwehr vermindert wird, Suppressorzellen heißen. Je mehr Helferzellen vorhanden sind, desto besser funktioniert die körpereigene Abwehr gegen Infektionen. Es ist interessant festzustellen, daß die mentale Verfassung eines Menschen seine Infektanfälligkeit beeinflußt.

Streß und die emotionale (gefühlsmäßige) Verfassung

Wenn untersucht wird, inwiefern die Gemütslage eines Menschen seine Reaktion auf Streß beeinflußt, steht Ärger als Störfaktor der Abwehrfunktionen an einsamer Spitze. Ärger macht einen Menschen nicht nur anfälliger für Infektionen, sondern begünstigt eine ganze Reihe anderer Krankheiten (Angier, 1990).

Mara Julius von der Universität von Michigan untersuchte über einen Zeitraum von 18 Jahren die Auswirkungen von tief sitzendem Ärger auf die Gesundheit von Frauen. Jede Teilnehmerin wurde gebeten, einen Fragebogen auszufüllen, der so konzipiert war, daß er unterdrückten Ärger aufdeckte. Das Erstaunlichste an dieser Studie war die Tatsache, daß bei Frauen mit einer hohen Punktzahl im Fragebogen, das heißt mit einem hohen Grad an Ärger, die Sterblichkeit während des Untersuchungszeitraums (18 Jahre) dreimal höher war als bei den Frauen, die nur wenig oder gar keinen Ärger unterdrückt hatten. Zahlreiche Studien belegen mittlerweile, daß Ärger einen frühzeitigen Tod, Herzerkrankungen und eine Reihe anderer gesundheitlicher Probleme begünstigen kann.

In ihrem Buch *Beyond Antibiotics* führen Michael Schmidt und seine Mitarbeiter aus, daß »Ärger und Feindseligkeit an der Substanz der menschlichen Psyche nagen. Diese Emotionen fördern eine Atmosphäre der Negativität, in der alle menschlichen Bemühungen vereitelt werden. Die Wissenschaftler finden zunehmend Beweise für einen Zusammenhang zwischen Ärger, Feindseligkeit und Zynismus einerseits und der Entstehung von Krankheiten und frühzeitigem Tod andererseits.«

Jeder, der an meinen Anti-Streß-Seminaren teilgenommen hat, kennt meine Meinung zu Ärger und Angst als krankheitsfördernden Faktoren. In meiner ärztlichen Praxis habe ich immer wieder festgestellt, wie sehr die Krankheit und die emotionale Verfassung eines Patienten miteinander verquickt sind. Meiner Ansicht nach ist unterdrückter Ärger das größte Hindernis für die Gesundheit. Diesem Hindernis begegne ich Tag für Tag. Sowohl in Irland als auch in Südafrika, wo ich die meiste Zeit meines Lebens verbracht habe, halte ich unterdrückten Ärger für das größte Handicap, nicht nur in bezug auf die körperliche Gesundheit des Individuums, sondern auch in bezug auf die Entfaltung des menschlichen Potentials.

Körperliche Gewalt und sexueller Mißbrauch sind in Irland in alarmierendem Maße verbreitet. Den heftigen Ärger, den »heilige« Männer wie Priester und Laienbrüder mit sich herumtrugen, bekam ich am eigenen Leib zu spüren. Während meiner Schulzeit lebte ich in ständiger Furcht vor ihnen. Doch das ist kein Vergleich zu dem, was meine Patienten mir in den letzten Jahren erzählt haben. Ich entsinne mich an eine Frau, die sich an nichts – rein gar nichts – erinnern konnte, was vor ihrem 16. Geburtstag passiert war. Sie hatte keinerlei Erinnerungen an ihre Kindheit, weder freudige noch traurige. Während der Therapie wurde deutlich, daß der an ihr verübte Mißbrauch lange Zeit so schlimm gewesen war, daß ihr als einzige Möglichkeit, damit fertig zu werden, die Verdrängung blieb – so zu tun, als wäre es nicht geschehen. Hut ab vor dieser Frau, die den Mut hatte, sich diesem Schmerz zu stellen und ihn zu verarbeiten.

In Südafrika registrierte ich weitaus mehr Groll in der weißen als in der schwarzen Bevölkerung, obwohl gerade die Schwarzen in der Vergangenheit wesentlich mehr gelitten haben. Das hat meiner Meinung nach viel mit dem sozialen Rückhalt zu tun, der innerhalb dieser Bevölkerungsgruppen unterschiedlich strukturiert ist. Bei den Schwarzen werden Probleme innerhalb der »erweiterten Familienstruktur« – der Großfamilie – besprochen. Im Gegensatz dazu kommen in der Kleinstfamilie mit nur einem Elternteil, wie sie in der weißen Bevölkerung vorherrscht (Südafrika hat die höchste Scheidungsrate der Welt), Probleme höchst selten auf den Tisch.

Nicht nur für die Steigerung der Immunabwehr, sondern auch für die körperliche, geistige und seelische Gesundheit des einzelnen sowie für das Wohl der Menschheit könnte meines Erachtens viel getan werden, wenn wir Ärger und Groll herauslassen würden.

In dem eingangs erwähnten Fallbeispiel 10 hatte André viel Ärger angestaut, der sich gegen seine leiblichen Eltern richtete. Erst als er diesem Ärger Luft machte, konnte er den Teufelskreis durchbrechen und mußte nicht mehr ständig ins Krankenhaus. Ich könnte noch viele andere Fälle anführen, die ähnlich gelagert sind, aber ich möchte mich auf eine Aussage beschränken: Man sollte *niemals den Einfluß der Gefühle auf das körperliche Wohlbefinden unterschätzen.*

Negative Gefühle haben fatale Auswirkungen auf den physischen Körper, und zwar auf dem Umweg über das Immunsystem. Eine geschwächte Immunabwehr kann schwere Infektionen, Autoimmunkrankheiten, Krebs und vorzeitigen Tod zur Folge haben.

Zusammenfassung

Streß kann die körpereigene Widerstandskraft derart herabsetzen, daß es ständig zu Infektionen kommt. Zu den wirksamsten Maßnahmen der Streßbewältigung gehören tiefe Entspannung, Meditation und gesunder Schlaf, nicht zu vergessen eine ausgewogene Ernährung und bei Bedarf entsprechende Nahrungsergänzungsmittel.

Vorbeugende Maßnahmen gegen Streß

Gerade in der heutigen Zeit leiden viele Menschen unter verschiedenen Formen von chronischem Streß – Belastungen am Arbeitsplatz, Partnerschaftsprobleme, finanzielle Belastungen, Staus und Berufsverkehr etc. Es ist wichtig, daß wir uns dieser verschiedenen Stressoren im täglichen Leben und ihrer Auswirkungen bewußt werden. Die Bewertungsskala nach Holmes und Rahe hat sich in der Praxis zur Bemessung von Streß bewährt. Obwohl die Auflistung nicht komplett ist, kann man anhand der hier genannten Streßfaktoren in etwa beurteilen, wie sehr man unter Streß steht (es werden hier nur die sozialen Aspekte des Lebens berücksichtigt).

Beurteilungsskala nach Holmes und Rahe – Die 20 wichtigsten Stressoren

Rang	*Streßfaktor*	*Streßpunkte*
1	Tod des Ehe-/Lebenspartners	100
2	Ehescheidung	73
3	Trennung	65
4	Gefängnisaufenthalt	63
5	Tod eines nahen Angehörigen	63
6	eigene Erkrankung/Verletzung	53
7	Heirat	50
8	Verlust des Arbeitsplatzes	47
9	Versöhnung mit dem Ehe-/Lebenspartner	45
10	Pensionierung	45
11	Krankheit von Angehörigen	44
12	Schwangerschaft	40
13	sexuelle Probleme	39
14	Familienzuwachs	39
15	Veränderungen am Arbeitsplatz	39
16	Veränderungen der finanziellen Situation	38
17	Tod eines guten Freundes	37
18	Berufswechsel	36
19	zunehmende Ehe-/Partnerkonflikte	35
20	hohe finanzielle Belastung (Hypothek)	31

Die Streßfaktoren sind in der Reihenfolge aufgelistet, wie sie die Gesundheit gefährden. Bei einer Punktzahl von 200 und mehr steht der Betroffene bereits unter mittelschwerem Streß, der aller Voraussicht nach zu einer schweren Erkrankung führt.

Außer dem Erlernen von Bewältigungsstrategien, falls nötig mit Hilfe eines Psychotherapeuten, gibt es noch andere sinnvolle Maßnahmen, um den Körper gegen Streß abzuhärten. Unter diesen abhärtenden Maßnahmen verstehe ich die körperliche Bewegung, die Entspannung, die Stärkung der Nebenniere und die Einnahme von Ginseng.

Körperliche Bewegung

Regelmäßige körperliche Bewegung hilft bei der Streßbewältigung, und zwar über eine

- Verbesserung der Herzfunktion: körperliche Bewegung verlangsamt den Herzschlag, verbessert den Herzmuskeltonus und senkt den Blutdruck;
- Verringerung der Adrenalin- und Kortisonausschüttung aus dem Nebennierenmark als Reaktion auf Streß;
- Verbesserung der Sauerstoffaufnahme aller Körperzellen;
- Steigerung der Selbstachtung und des Wohlbefindens;
- Steigerung der Energie.

Entspannung

Tiefe Entspannung zählt zu den wirksamsten Anti-Streß-Maßnahmen. Jeder muß jedoch selbst herausfinden, welche Entspannungstechnik bei ihm am besten wirkt. Die Palette reicht von Meditation, progressiver Muskelrelaxation (nach Jacobson), Selbsthypnose, Visualisation oder Yoga bis zu Angeln, Lesen und Tanzen. Es ist für jeden etwas dabei.

Im Zustand tiefer Entspannung kommt es zu physiologischen Veränderungen im Körper. Dazu gehört

- ein verlangsamter Herzschlag und ein niedrigerer Blutdruck;
- eine bessere Durchblutung der inneren Organe;
- eine verminderte Schweißproduktion;

- eine bessere Verdauung infolge einer erhöhten Produktion von Verdauungssäften;
- eine flache, ruhigere Atmung.

Stärkung der Nebenniere

Da bei chronischem Streß kontinuierlich Adrenalin und Kortison aus der Nebenniere ausgeschüttet wird, kann sich diese paarig angelegte Drüse erschöpfen und verkümmern (atrophieren). Bestimmte Vitamine und Mineralstoffe können diese Organschädigung verhindern: vor allem Kalium, Vitamin C, Vitamin B_6, Pantothensäure, Zink und Magnesium. Daher ist unbedingt auf eine gute Vitamin- und Mineralstoffversorgung zu achten. Bei Verwendung von Nahrungsergänzungsmitteln ist zu prüfen, ob die obengenannten Elemente enthalten sind. Kalium und Pantothensäure sind besonders wichtig für die Stärkung der Nebenniere. Die folgende Liste nennt einige Nahrungsmittel mit einem hohen Gehalt an diesen beiden Stoffen.

Kalium	*Pantothensäure*
Avocado	Vollkorngetreide
Kartoffeln	Hülsenfrüchte
Tomate (roh)	Blumenkohl
Banane	Brokkoli
Melone	Tomate (roh)
Fisch	Leber

Ginseng

Ginseng schützt den Körper vor den schädlichen Auswirkungen von Streß und hilft ausgezeichnet gegen körperliche und seelisch-geistige Abgeschlagenheit. Ginseng ist das beste pflanzliche Mittel zur Stärkung der Nebenniere. Es gibt zahlreiche wissenschaftliche Untersuchungen, die die streßabschirmenden Wirkungen von Ginseng bestätigen. Vor allem in extremen Streßsituationen wird damit eine Verbesserung der geistigen und körperlichen Leistungsfähigkeit erreicht. Ginsengwurzel wird als flüssige Tinktur, in getrockneter Form oder als homöopathische Zubereitung angeboten. Ich bevorzuge die getrocknete Wurzel, die ich pulverisiert zusammen mit Süßholz verwende, um die Aufnahme in die Blutbahn zu erleichtern. Auf eine Tasse Wasser gibt man je 1/4 Teelöffel pulverisierte Ginsengwurzel und Süßholzwurzel, bringt die Flüssigkeit zum Kochen und läßt sie zehn Minuten sieden. Dieser Sud wird zwei- bis dreimal täglich getrunken.

Zusammenfassung

Zum Schutz des Körpers vor den schädlichen Auswirkungen von Streß empfiehlt sich regelmäßige körperliche Bewegung. Zusätzlich sollte man für Entspannung sorgen und die Nebennierenfunktion durch die Zufuhr bestimmter Stoffe unterstützen, unter anderem durch eine ausreichende Versorgung mit Vitaminen und Mineralstoffen sowie die Einnahme der asiatischen Heilpflanze Ginseng.

Fallbeispiel 11
John: Schmerzen im Schließmuskel

John arbeitete an der Londoner Börse und war nur für einen Kurzbesuch in seine irische Heimat gekommen. Er klagte über eine Verengung des Schließmuskels und Schmerzen bei der Stuhlentleerung. Da die Beschwerden zunehmend schlimmer wurden, machte er sich allmählich ernste Sorgen. John hatte allerdings festgestellt, daß die Beschwerden im Urlaub nachließen. Auch hatte er kürzlich festgestellt, daß er über den ganzen Tag verteilt jeweils für 1 bis 2 Minuten Herzklopfen hatte. Seinen Job beschrieb er als sehr stressig, da er mehrere Dinge gleichzeitig tun mußte. Außerdem hatte er einen ziemlichen langen Weg zu seinem Arbeitsplatz, so daß er effektiv mehr als 13 Stunden täglich außer Haus war.

Ich erklärte ihm, daß der Muskel der Darmwand und der Schließmuskel der Kontrolle des vegetativen oder autonomen Nervensystems unterliegen (und somit dem Einfluß des Willens und des Bewußtseins entzogen sind). Vereinfachend könnte ich es als das Adrenalin-/Noradrenalinsystem bezeichen: Adrenalin putscht auf, versetzt den Körper in Alarmbereitschaft (erhöht den Herzschlag und den Blutdruck und vermindert die Darmperistaltik), während Noradrenalin entspannt (es senkt den Herzschlag und den Blutdruck und erhöht die Darmperistaltik). Mit anderen Worten, die Stuhlentleerung funktioniert am besten, wenn man entspannt ist. Eine geregelte Verdauung läßt sich nicht erzwingen: Sie funktioniert am besten ohne unser bewußtes Eingreifen.

Meine Behandlung von John bestand darin, daß ich ihm tägliche Entspannungsübungen auftrug. Zusätzlich verordnete ich ihm Ginseng und Vitamin-B-Komplex-Kapseln als Anti-Streß-Medizin und riet ihm zu Yoga oder Meditation. Körperlich ging es ihm bald erheblich besser, aber was noch wichtiger war: Er erkannte, was der stressige Lebensstil bei ihm anrichtete, und ist nun auf der Suche nach einem neuen Job. Er wurde sich auch anderer Aspekte seiner Lebensführung bewußt, vor allem seiner Eßgewohnheiten und wie wichtig es ist, genügend Energie und Zeit für seine Familie zu haben.

Eine wunderbare Wandlung vollzog sich in diesem Mann. Streß kann durchaus positiv sein; er kann uns dazu bringen, unser Leben grundlegend zu verändern.

Streßbewältigung

Der Behandlung von chronischem Streß, auch unter der Bezeichnung Streßbewältigung bekannt, müßte eigentlich ein Extrabuch gewidmet werden, weil dieses Thema eine intensivere Auseinandersetzung erfordert. Sehr häufig werden Veränderungen im Leben – ein Stellenwechsel, eine neue Beziehung, ein Umzug – als negativ oder unerwünscht angesehen. Aber sind sie das wirklich? Ohne Veränderung ist keine persönliche Weiterentwicklung möglich. Leider gehen dieser Weiterentwicklung oft Schmerz und Leid voraus. Die Veränderungen kommen anscheinend von außen. Meist entstehen sie jedoch aus dem Bedürfnis nach innerer Veränderung. Wenn sich die äußeren Umstände ändern (Beendigung einer Beziehung, Trennung von einem geliebten Menschen, geschäftlicher Mißerfolg, Verlust des Arbeitsplatzes), wird Raum geschaffen für innere Veränderungen. Diese Veränderungen, so schmerzhaft sie im Augenblick auch sein mögen, sind letztendlich immer positiv. Das ist inmitten einer schmerzlichen Phase sicher schwer zu akzeptieren, aber Jahre später wird man einsehen, daß es wirklich so ist.

Fallbeispiel 12
Angela: Brustkrebs

Vor drei Jahren suchte mich eine Frau auf, bei der außer Brustkrebs auch Metastasen in Leber und Knochen diagnostiziert worden waren. Als sie das dritte Mal bei mir in der Praxis war, erklärte sie, daß sie froh darüber sei, Krebs zu haben! Nie zuvor hatte ich von einem Krebspatienten derartiges gehört, und so fragte ich sie, was sie damit meinte.

Und das gab sie zur Antwort: »Der Krebs hat mir geholfen, das Schöne um mich herum zu sehen. Ich mochte schon immer gern Blumen, war aber stets zu beschäftigt, um Zeit im Garten zu verbringen. Auf dem Weg zur Arbeit und zurück hastetet ich durch meinen Vorgarten, hatte aber nie die Zeit, mich an den Blumen zu erfreuen. Eingedenk des Wissens, daß ich jederzeit sterben kann, gehe ich jetzt ganz bewußt in den Garten, befühle die Osterglocken, rieche daran und spreche zu ihnen. Ich bin ihrer Schönheit gewahr geworden. Nach und nach habe ich auch die Schönheit der Bäume und Tiere und die der Menschen entdeckt, und ich wünschte, sie könnten all das ebenso sehen. Nicht zuletzt ist mir auch meine eigene Schönheit bewußt geworden.«

Wahrlich eine bemerkenswerte Aussage einer todgeweihten Frau. Obwohl sie die Diagnose Brustkrebs anfänglich als etwas Bedrohliches und Negatives aufgenommen hatte, begann sie die Krankheit allmählich aus einem anderen Blickwinkel heraus zu betrachten. Sie entwickelte ein tiefes spirituelles Bewußtsein für das Schöne und Kreative im Menschen. Die Krebserkrankung hatte ihr zu dieser neuen Sichtweise verholfen. Ihr Bewußtsein hatte eine Stufe erreicht, auf der sie den Tod nicht mehr fürchtete.

Stressige Ereignisse haben durchaus einen positiven Aspekt, doch um den zu erkennen, müssen wir unsere Gedanken und unsere Energie darauf konzentrieren. Streß, Mißgeschicke und Veränderungen wirken stark motivierend. Wir können in diesen Situationen eine ganze Menge über uns lernen. Wie sagte doch einst ein Lehrer zu mir: »Das einzige, worauf es im Leben eine Garantie gibt, ist die Veränderung, und der Tod ist nur eine Form der Veränderung.«

André, der junge Asthmatiker aus dem Fallbeispiel 10, erfuhr infolge seiner Krankheit einen tiefgreifenden Wandel auf allen Ebenen. Eine körperliche – äußere – Erkrankung, das Asthma, löste bei ihm eine Reihe von inneren Veränderungen aus, die für ihn sehr schmerzhaft waren. Heute versteht er sich – und andere – weitaus besser.

Streß bewirkt, daß wir uns Hilfe suchen: bei einem Arzt, einem Psychologen, einem Freund oder in einer Beratungsstelle. Es kommt zu einer Aufeinanderfolge von Ereignissen, die dann ein inneres »Wachstum« auslösen, meist in Form eines erweiterten Bewußtseins in bezug auf die eigene Person und auf alles, was um uns herum geschieht.

In den Seminaren zur Streßbewältigung, die ich zusammen mit anderen Therapeuten leite, geht es in erster Linie darum, mehr Bewußtsein bei den Teilnehmern zu entwickeln. Wir bemühen uns um eine Bewußtseinserweiterung durch neuartige Meditationstechniken (tibetanische und indianische Meditation), Musik und Tanz, Selbsthypnose und Visualisation. Gewöhnlich finden diese Kurse am Wochenende statt. Das hilft den Teilnehmern, vorübergehend abzuschalten und sich den Alltagspflichten zu entziehen. Wir ermutigen sie, selbst den tragischsten Ereignissen im Leben etwas Positives abzugewinnen und sich der größten Hindernisse des menschlichen Glücks – Ärger und Angst – bewußt zu werden und sie loszulassen. So viel menschliches Leid hat seinen Ursprung in diesen Gefühlen. Wer den Mut hat, sich diesen Gefühlen zu stellen und daran zu arbeiten, läßt eine persönliche Weiterentwicklung zu bis zu dem Punkt, wo sich die innere Schönheit offenbart. Dann erst fangen wir an, uns zu akzeptieren und uns wohl zu fühlen.

Ein Anti-Streß-Programm hilft uns, in schwierigen Lebenssituationen das Positive in uns zu sehen. Diese Sichtweise kann nur empirisch vermittelt werden, und zwar durch bestimmte Übungen, die das Bewußtsein erweitern. Anderen zuzuhören, wenn sie über ihre Erfahrungen berichten, hat wenig Sinn, wir müssen die Erfahrung schon selbst machen.

Unsere Wochenendkurse beginnen morgens um 7 Uhr mit einer sehr dynamischen Meditation, die zwar körperlich recht anstrengend ist, aber auch die tiefe meditative Versenkung fördert. Diese Übung dauert etwa eine Stunde und endet mit einem 30minütigen Schweigespaziergang im Freien. Es folgt ein leichtes Frühstück, bestehend aus Wasser, Obst und Kräutertee. Wir bemühen uns, den Tag abwechslungsreich zu gestalten: mit körperlicher Bewegung, kreativen Tätigkeiten, Ruhephasen, Entspannung (einschließlich Schwimmen und Sauna) und wahlweise anderen Aktivitäten. Nach ein paar Tagen treten die ersten Veränderungen ein. Meist sind sie aber erst Tage oder gar Wochen später sichtbar.

Streßbewältigung ist meines Erachtens nur möglich, wenn ein speziell ausgearbeitetes Übungsprogramm zum Einsatz kommt, alle Teilnehmer bedingungslos unterstützt und akzeptiert werden und ein äußerer Rahmen geschaffen wird, in dem jeder einzelne frei äußern kann, was ihn tief im Innern bewegt. Nur dann kann eine tiefgreifende Veränderung stattfinden.

Ich wurde einmal gebeten, mit einem Satz zu erklären, wie man mit den Belastungen des modernen Lebens fertig wird. Meine Antwort darauf lautete: »Sei du selbst, und hör auf, dich den Vorstellungen der anderen anzupassen.« Wenn du ganz du selbst bist, ist das Leben auf deiner Seite und belohnt über alle Maßen. Das Ziel dieser Wochenendseminare ist es, jedem die Chance zu geben, er selbst zu sein.

Schlußwort

Dieses Buch zeigt auf, daß es bewährte und wirksame Methoden gibt, Infektionen ohne den Einsatz von Antibiotika zu behandeln. Antibiotika sind erst seit 50 Jahren auf dem Markt, und schon vor dieser Zeit wurden Infektionen behandelt – nur eben anders. Einige der hier vorgestellten Behandlungsmethoden wende ich mit großem Erfolg in meiner Praxis an und würde es sehr begrüßen, wenn sie in den nächsten Jahren an Popularität gewinnen würden.

Hier noch ein paar praktische Tips, falls Sie nicht länger Antibiotika nehmen wollen, sondern lieber die hier vorgestellten alternativen Heilmittel:

Die Behandlung einer akuten Infektion

1. Ein hochdosiertes Vitamin-C-Präparat einnehmen. Erwachsene nehmen zwei Tage lang 10 000 mg täglich, zwei Tage lang 5000 mg täglich und schließlich 2000 bis 3000 mg über den Zeitraum von einer Woche.

Bei Kindern unter zwölf Jahren wird die Dosis altersabhängig verringert. Vitamin C in dieser Dosierung reicht aus, um die Infektion in den Griff zu bekommen. Bei manchen Menschen und bei besonders schweren Infektionen kann sogar eine noch höhere Dosis erforderlich werden. In seltenen Fällen muß Vitamin C intravenös verabreicht werden. Einige US-amerikanische Ärzte haben festgestellt, daß damit schwere Infektionen wie Hirnhautentzündung und Lungenentzündung behandelt werden können.

2. Echinacea einnehmen.

Echinacea wird als Pflanzenextrakt in flüssiger Form (Tinktur) dreimal täglich über 7 bis 10 Tage in einer Dosis von 2 bis 4 ml eingenommen.

In der homöopathischen Zubereitung wird Echinacea als Komplexmittel eingenommen: anfangs 20 Tropfen und dann regelmäßig (bis zu sechsmal pro Tag) 10 Tropfen über einen Zeitraum von zwei Tagen; im Anschluß daran 10 Tropfen dreimal täglich über eine Woche, bis die Infektion abgeklungen ist.

Bei schwereren Infektionen empfiehlt sich Echinacea compositum in Ampullen, entweder zur oralen Anwendung oder als intramuskuläre Injektion. Dieses Mittel kann zweimal täglich verabreicht werden, bis die Symptome nachlassen, und anschließend noch einmal täglich über einen Zeitraum von zehn Tagen.

Bei einer Virusinfektion, zum Beispiel bei einer Erkältung oder Grippe, kann das antivirale Präparat Engystol in Ampullenform zusammen mit Echinacea compositum verabreicht werden.

3. Viel trinken, ausruhen und auf eine gesunde Ernährung achten.

Wer eine Infektionskrankheit schnell überwinden will, braucht nur diese drei einfachen Maßnahmen zu befolgen. Führen diese Maßnahmen nicht zum Erfolg, sollte ein Arzt oder Homöopath aufgesucht werden.

Bei Anwendung eines Antibiotikums

Wenn Sie lieber gleich ein Antibiotikum nehmen möchten oder die zuvor genannten Maßnahmen nicht greifen, rate ich zu folgendem:

1. Sich vergewissern, daß das Antibiotikum gerechtfertigt ist.

Lassen Sie vom Arzt einen Abstrich oder eine Speichel-, Urin- oder Stuhlprobe nehmen und im Labor untersuchen, um sicherzugehen, daß es sich um eine bakterielle Infektion handelt. Antibiotika sind nur gerechtfertigt, wenn die Infektion durch Bakterien verursacht worden ist, nicht bei einer Virusinfektion.

2. Die Antibiotika-Einnahme mit probiotischem Joghurt oder einem mikroorganismenhaltigen Präparat kombinieren.

Ältere Ärzte rieten zu dieser Ergänzung, als in den vierziger und fünfziger Jahren die ersten Antibiotika auf den Markt kamen. Die sogenannten guten Bakterien in fermentierten Milchprodukten und mikroorganismenhaltigen Präparaten schützen vor den Nebenwirkungen von Antibiotika.

3. Gleichzeitig Vitamin C einnehmen.

In verschiedenen Studien hat sich herausgestellt, daß die gleichzeitige Einnahme von Vitamin C und einem Antibiotikum zu einem erhöhten Blutspiegel führt, das heißt, es wird ein erhöhter Arzneistoffgehalt im Blutserum gemessen, und somit zeigt das Medikament eine bessere Wirkung. Vitamin C stärkt außerdem das Immunsystem und hilft dem Körper, die Infektion zu überwinden.

4. Echinacea einnehmen.
Da einige Antibiotika bestimmte Abwehrfunktionen schwächen oder unterdrücken, empfiehlt sich die Einnahme der Heilpflanze Echinacea, die für ihre immunstärkenden Eigenschaften bekannt ist.

Echinacea kann in der oben beschriebenen Dosierung als Pflanzenextrakt oder homöopathische Zubereitung eingenommen werden. In Kombination mit einem Antibiotikum kann dieser Pflanzenextrakt die Dauer einer Infektion ganz erheblich verkürzen. Das belegen zahlreiche Untersuchungen, die in Deutschland durchgeführt wurden, wo Echinacea als sinnvolle Ergänzung einer Antibiotika-Behandlung gilt.

Die gleichzeitige Einnahme eines mikroorganismenhaltigen Präparates, eines Vitamin-C-Präparates und Echinacea mit einem Antibiotikum läßt die Infektion nicht nur schneller abklingen, sie schützt den Körper auch vor den Nebenwirkungen der Antibiotika. Es sei hier aber nochmals daran erinnert, daß Antibiotika nur bei einer bakteriellen Infektion zum Einsatz kommen sollten.

Ich glaube an die bewährten Behandlungsmethoden, an Methoden, die einfach und natürlich und jedermann zugänglich sind. Medikamente werden heutzutage immer teurer, so daß Minderbemittelte sie sich kaum noch leisten können. Sogar die natürlichen Heilverfahren werden zum großen Teil inzwischen kommerziell vermarktet. Weisheit und Achtung vor der Natur haben gegen die profitgierigen Pharmaunternehmen einen schweren Stand. Doch wir benötigen das von Generation zu Generation weitergereichte Wissen für unser Überleben. Bei den mir bekannten afrikanischen Stammesgemeinschaften ist dieses empirische Wissen ebenso wie die Ehrfurcht vor der Natur noch sehr präsent. Man trifft es auch unter den amerikanischen Indianern an.

Das wachsende Interesse an diesen Menschen und ihrer Lebensweise, das ihnen vor allem von den »Bleichgesichtern« entgegengebracht wird, die sie beinahe ausgerottet hätten, stimmt mich zuversichtlich. Ich freue mich, daß ich an diesem (Sinnes-)Wandel beteiligt bin und daß allmählich eine ganzheitliche Sichtweise aufkommt, nicht nur in der Medizin, sondern im Hinblick auf die ganze Welt.

Erst durch negative Erfahrungen lernen wir die positiven zu schätzen. Nur durch Schmerz und Leid kommt es zu tiefgreifenden Veränderungen. Die eintretenden Veränderungen sind belastend, aber auch wohltuend. Wenn unsere Kinder selbst Eltern sind, werden sie von diesen Veränderungen profitieren und dafür sorgen, daß ihre Welt weniger bedrohlich und stressig ist.

Ich hoffe, Sie haben diesem Buch etwas abgewinnen können und fanden es nicht zu »trocken«. Ihre schriftlichen Kommentare, Anregungen und Meinungen sind mir jederzeit willkommen und werden in späteren Auflagen berücksichtigt. Ich wünschen Ihnen und Ihren Angehörigen und Freunden alles Gute, Gesundheit und ein glückliches Leben.

Dank

Ich danke meinem Freund David Niket Ring, der mich sicher durch eine äußerst schwierige Phase meines Lebens geleitet hat. Dank seiner Weisheit erkannte ich die Notwendigkeit, bestimmte Veränderungen vorzunehmen. Dazu gehörte auch, dieses Buch zu schreiben und meine Meinung einer breiteren Öffentlichkeit kundzutun.

Des weiteren danke ich Angela Leahy, die mich kontinuierlich unterstützte und mir in vielerlei Hinsicht bei der Ausarbeitung des Konzeptes behilflich war.

Mein aufrichtiger Dank gilt auch meiner Krankenschwester Joan Deegan, die mir half, den Praxisbetrieb aufrechtzuerhalten, wenn ich mal wieder mit Schreiben beschäftigt war. Es war stets eine Freude, mit ihr zu arbeiten, denn sie hat ein fürsorgliches, mitfühlendes Wesen, viel Verständnis und einen gesunden Menschenverstand.

Mein Dank geht auch an Siobhán für ihre Freundlichkeit und daß sie immer wieder mal für Joan einsprang und es mir dadurch ermöglichte, meine Studien fortzusetzen. Ferner danke ich John Doyle für seine vielfältige Hilfe, vor allem beim Korrekturlesen des fertigen Manuskriptes.

Wie wichtig eine gute redaktionelle Bearbeitung ist, erkannte ich erst durch meine Zusammenarbeit mit Roberta Reeners und Karin Whooley. Trotz ihrer geringen medizinischen Kenntnisse halfen sie mir, meine Botschaft mit einfachen und überzeugenden Worten rüberzubringen.

Entschuldigen möchte ich mich bei Aisling Collins, daß ihre ausdrucksstarken Illustrationen diesmal leider nicht berücksichtigt werden konnten.

Ich danke Wendy MacDonnell und den Hansen Laboratories für ihre Hilfe bei der Beschaffung von Forschungsergebnissen, außerdem Merck Sharp & Dohme für die Verwendung von *Antibiotics in Historical Perspective* und dem pharmazeutischen Unternehmen Schaper & Brümmer für ihre Recherchen und die Bereitstellung von Dias bestimmter Pflanzen.

Danken möchte ich auch allen meinen Patienten für ihre Unterstützung in den vergangenen fünf Jahren. Ohne sie wäre dieses Buch nie zustande gekommen. Ohne ihre Mithilfe wäre eine einfachere und sanftere Medizin nicht möglich. Mein besonderer Dank gilt all jenen, die der Veröffentlichung ihrer Fallbeispiele zugestimmt haben.

Vor allem aber danke ich meiner Familie, die tapfer die langen Trennungsphasen ertragen hat.